노년을 건강하고 아름답게

뇌 훈련을 통한 기억력
향상과 치매 예방을 위한

미로 찾기

상상이상 엮음

사라지는 기억을 잡고 사라진 기억 되찾는 프로젝트

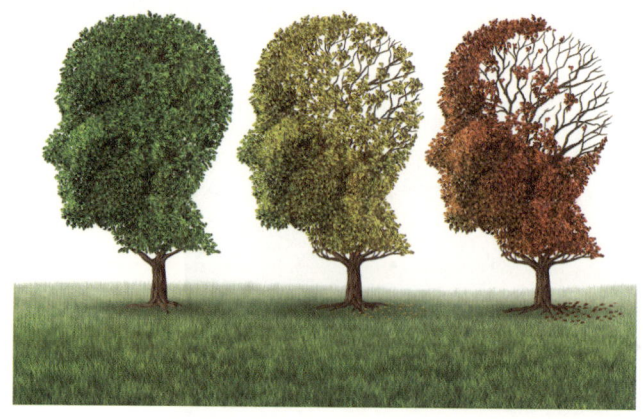

치매는 정상적인 사람이 여러 원인에 의해 뇌의 인지 기능이 점차 떨어져 가는 것을 말한다. 과거와 현재의 모든 기억을 잃어버리고 자신이 누구인지 알지 못하는 가장 끔찍한, 자신의 삶을 완전히 파괴하는 병이다.

치매는 40대부터 노년에 이를 때까지 단계별로 진행된다. 나쁜 단백질이라 일컫는 베타아밀로이드가 많이 쌓이면서 생기는데, 문제는 증상 없이 자신도 모르게 진행된다는 데 있다. 사람마다 조금씩 차이는 있으나 증상이 나타나지 않는 초기 단계는 15~20년에 걸쳐 서서히 진행되고 치매가 아닐까 하고 인지하게 되는 시기는 5년 정도이며, 그 이후가 지나면서 완전한 치매 단계로 넘어간다.

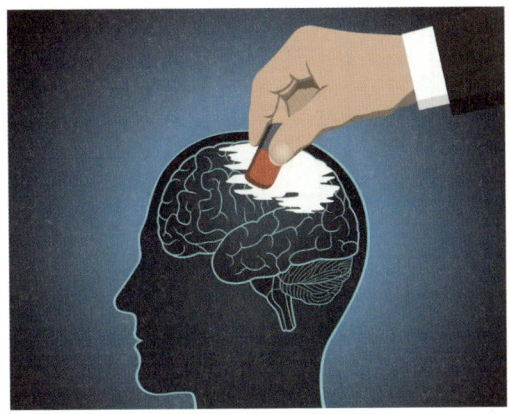

치매의 대표적인 초기 증상은 기억력 감퇴이다. 최근에 있었던 일을 잘 기억하지 못하고 금방 대화했던 내용을 잊어버리고 길을 가다가 쉽게 길을 잃어버리고 사람의 이름도 잘 기억하지 못한다. 그리고 판단력이 떨어져 어떤 일을 계획하거나 수행해 나가질 못한다.

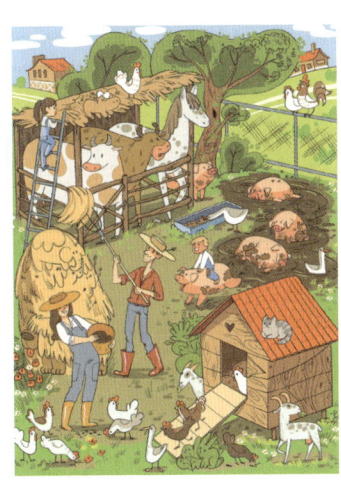 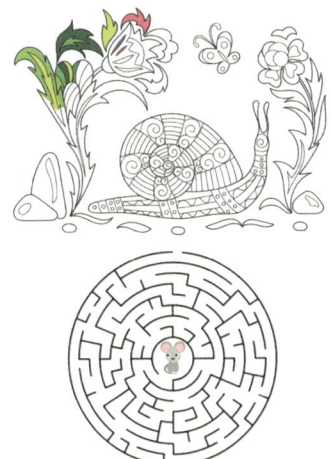

숨은그림찾기, 미로 찾기, 틀린그림찾기, 색칠하기(그림그리기) 등은 집중력을 높여 치매를 예방하고 아울러 기억 훈련에 도움을 준다. 퀴코가 말하기를 하루에 한 가지 퀴즈만 풀어도 치매 예방에 아주 탁월한 효과가 있다고 한다. 치매를 예방할 수 있는 여러 가지 방법을 통해 뇌를 단련시키면 치매를 예방할 수 있다.

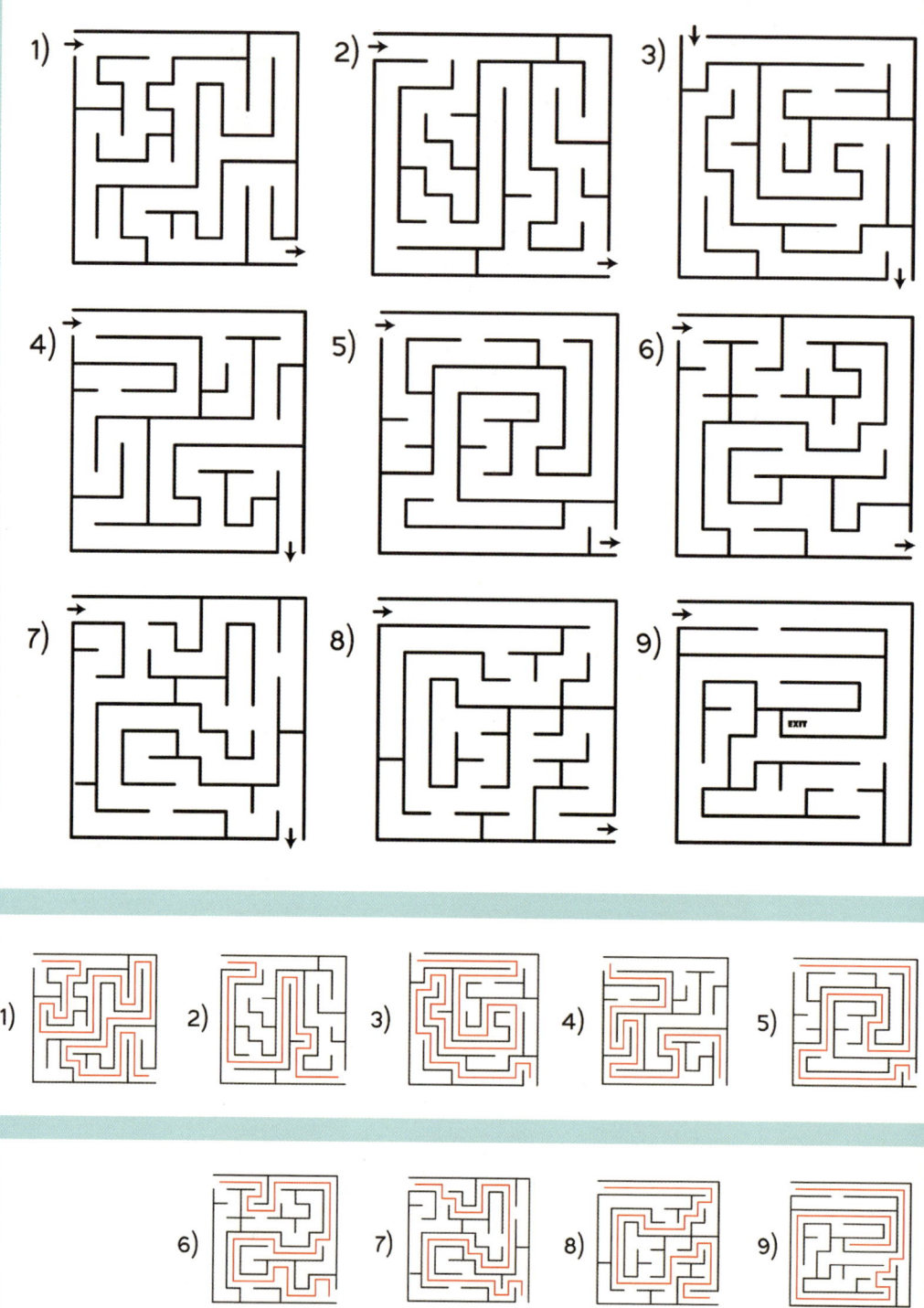

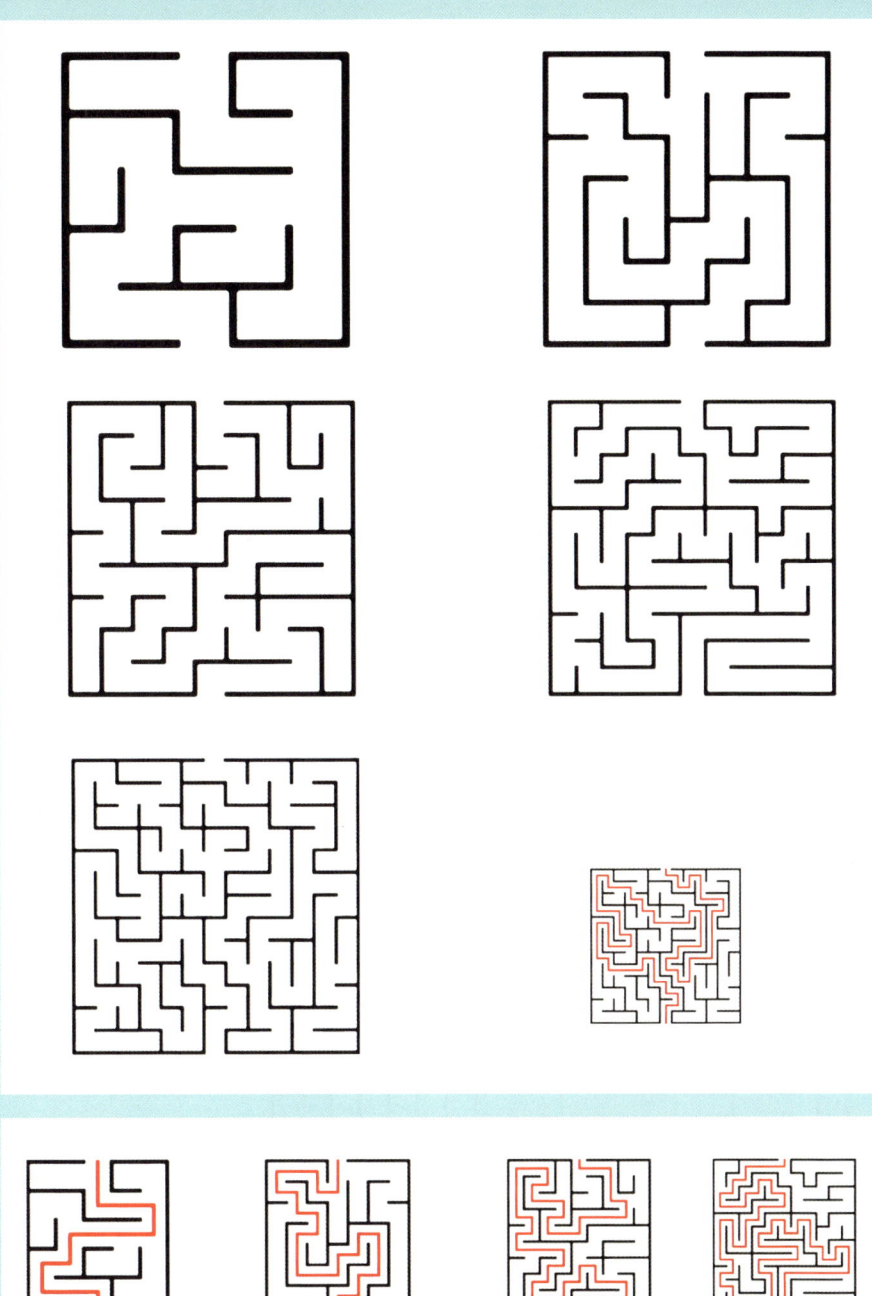

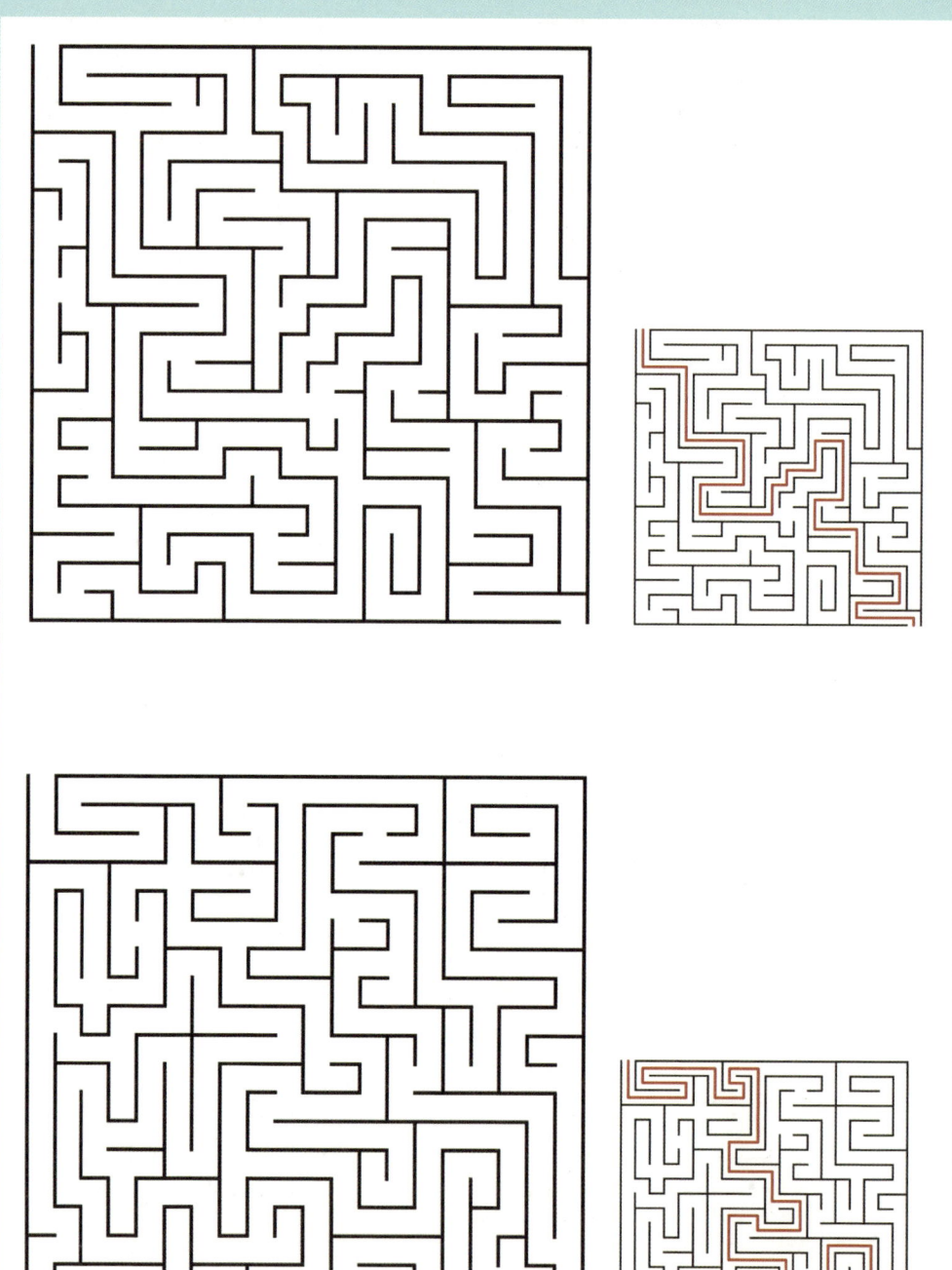

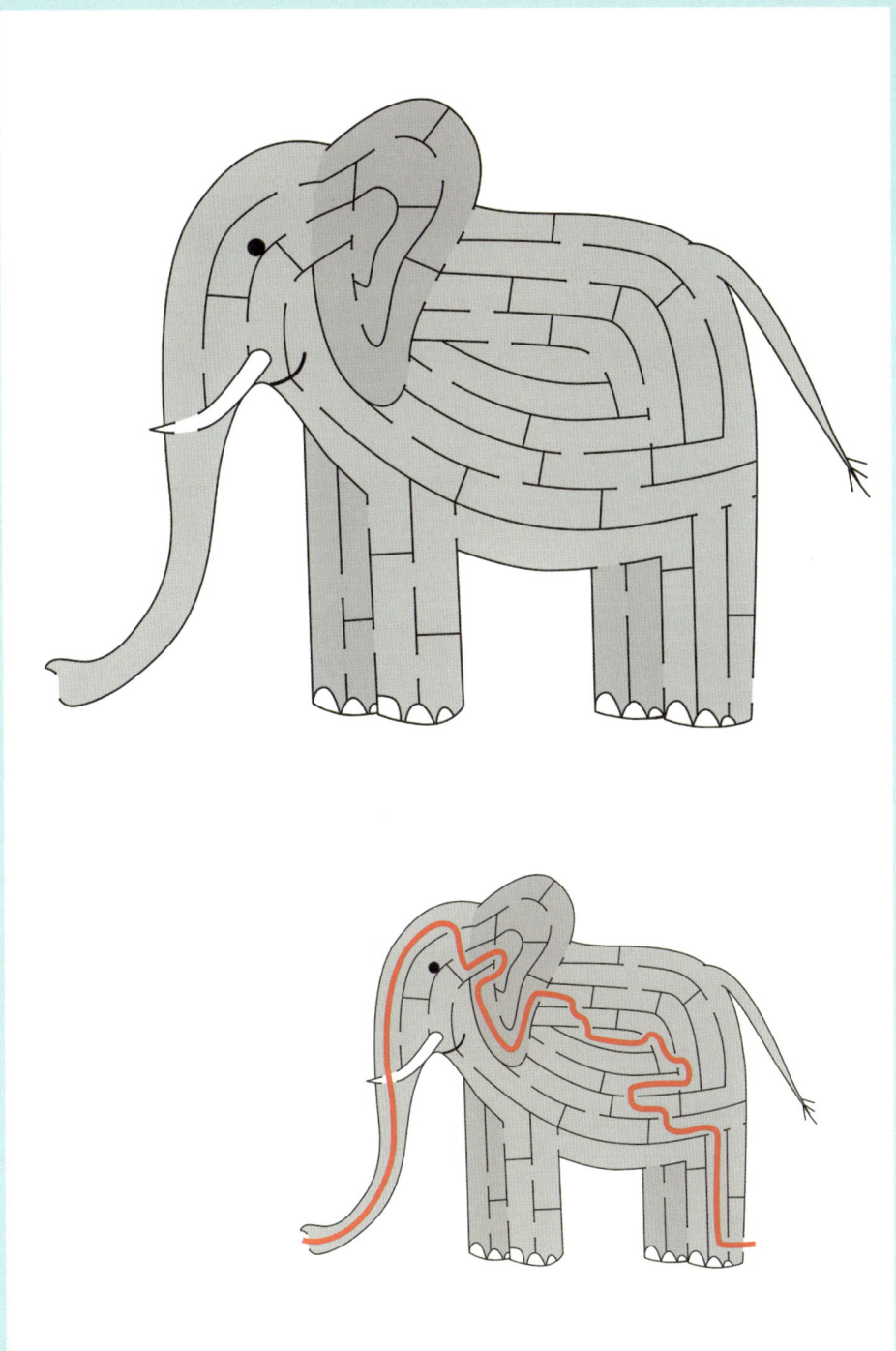

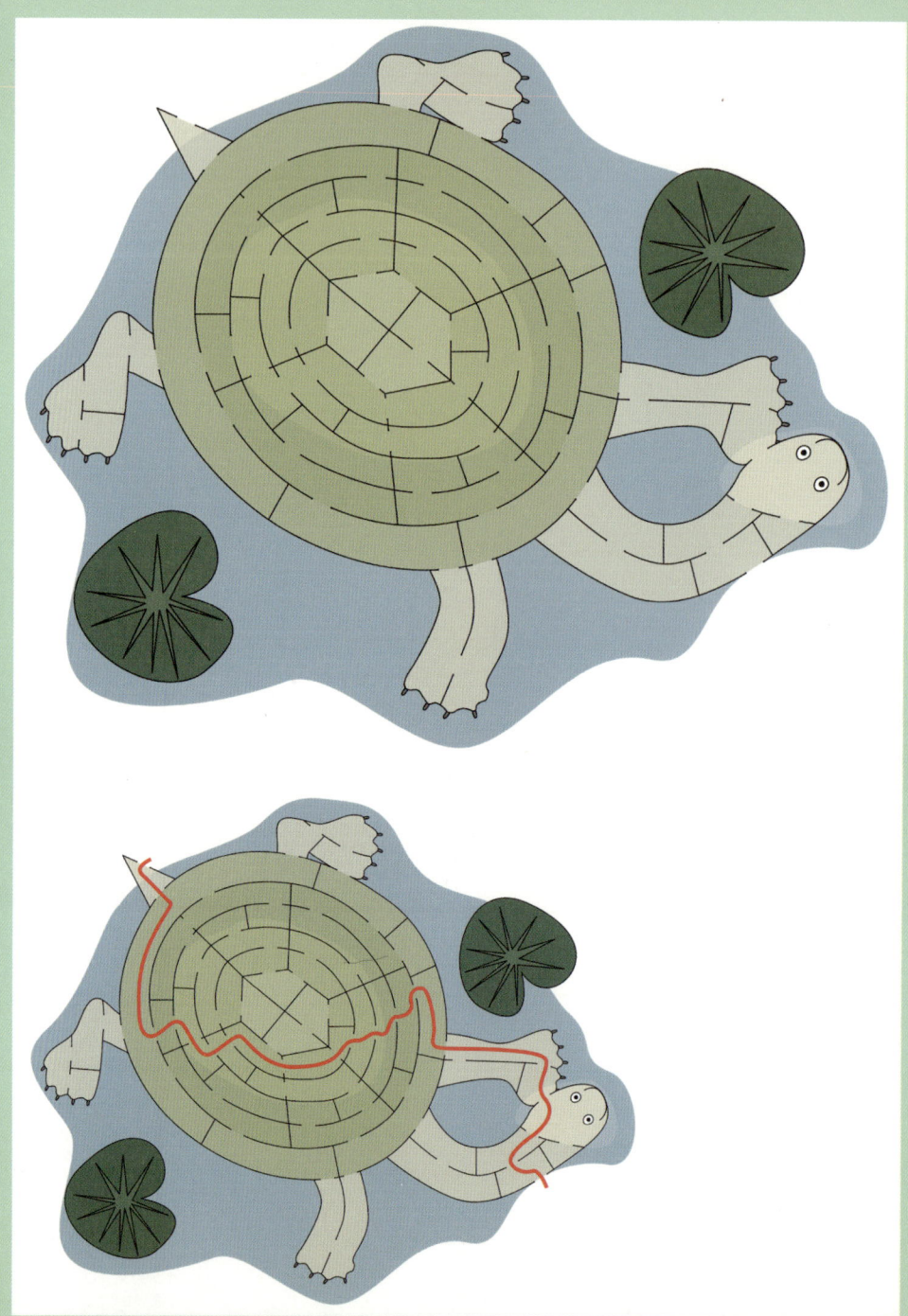

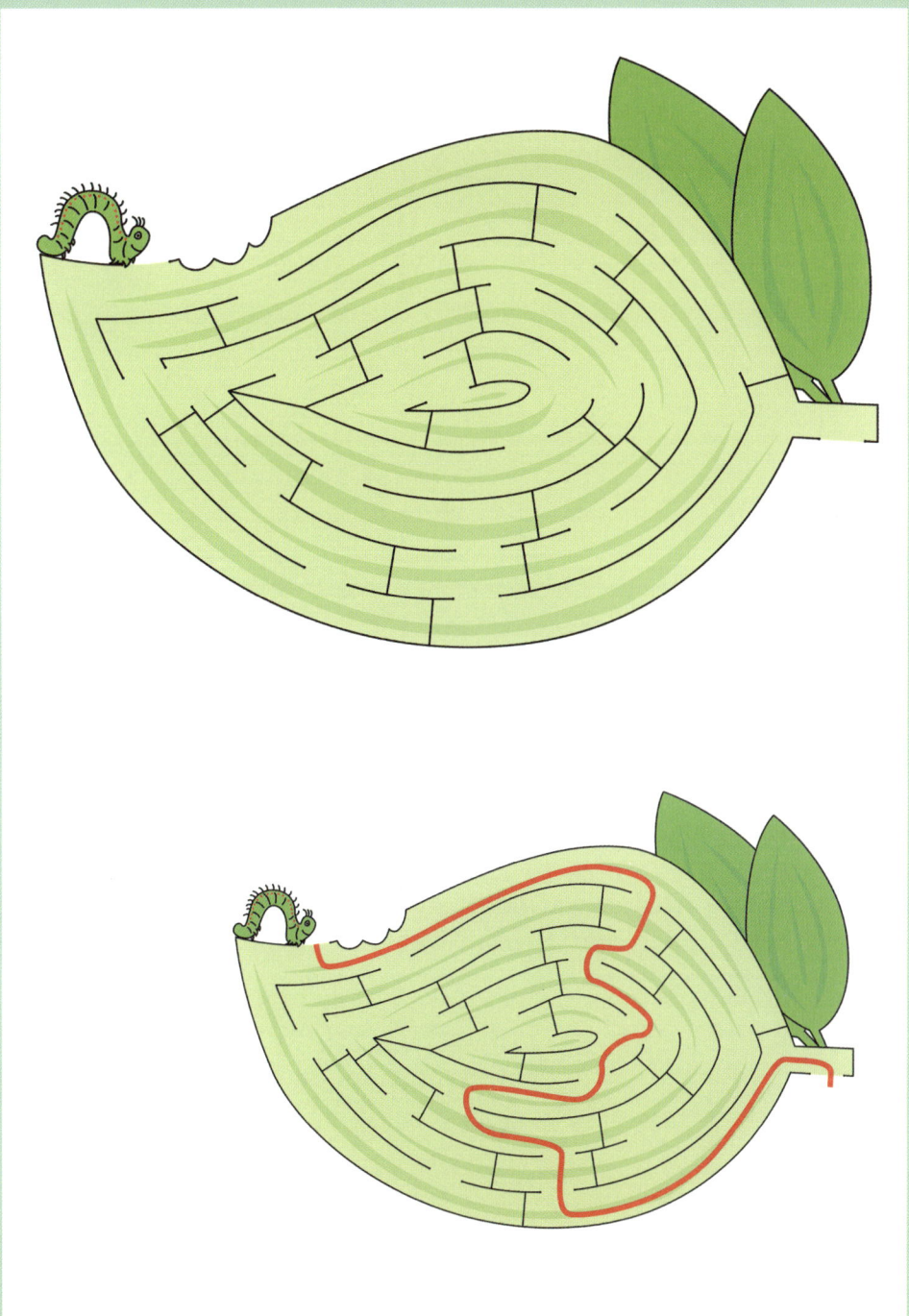

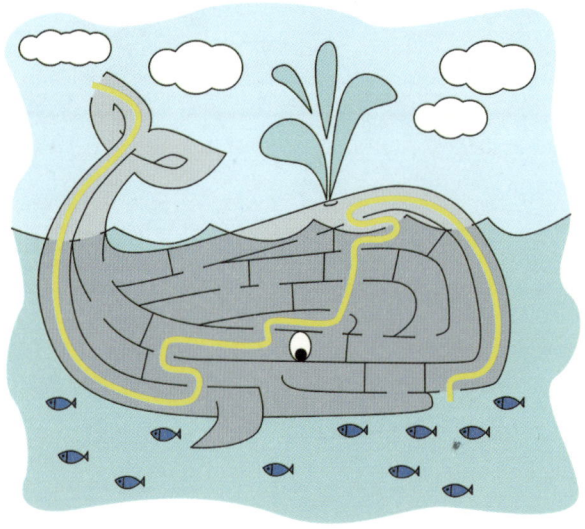

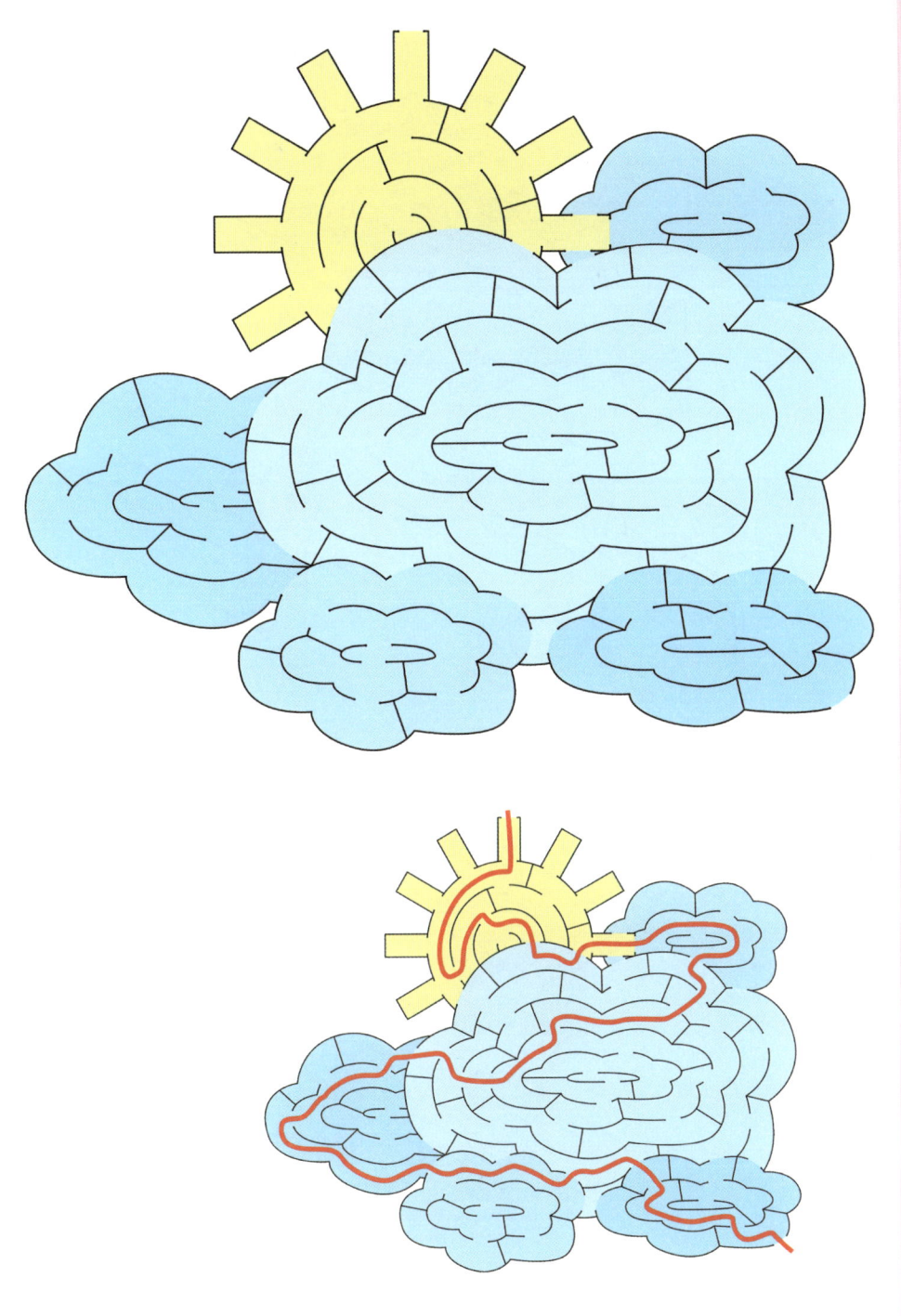

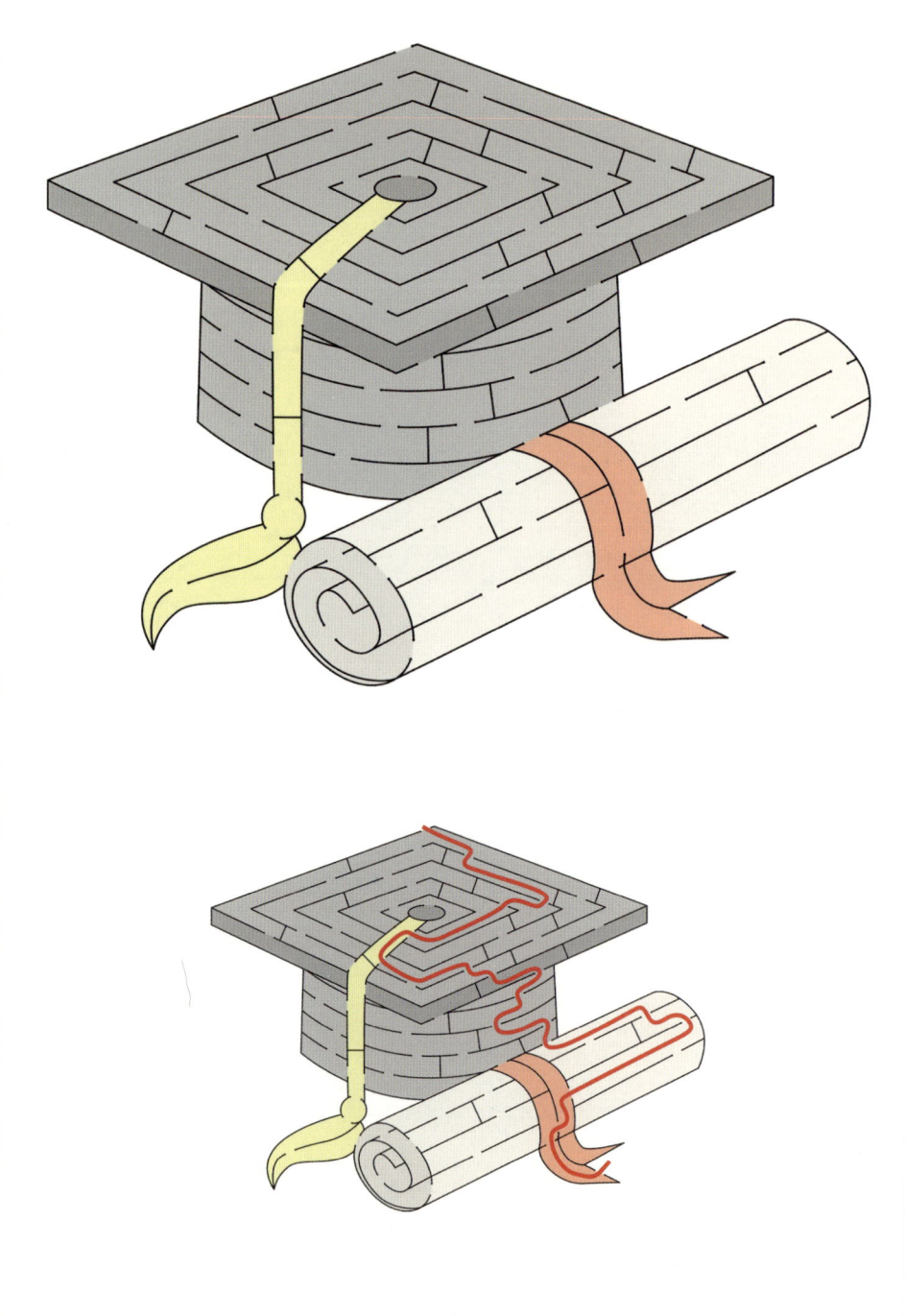

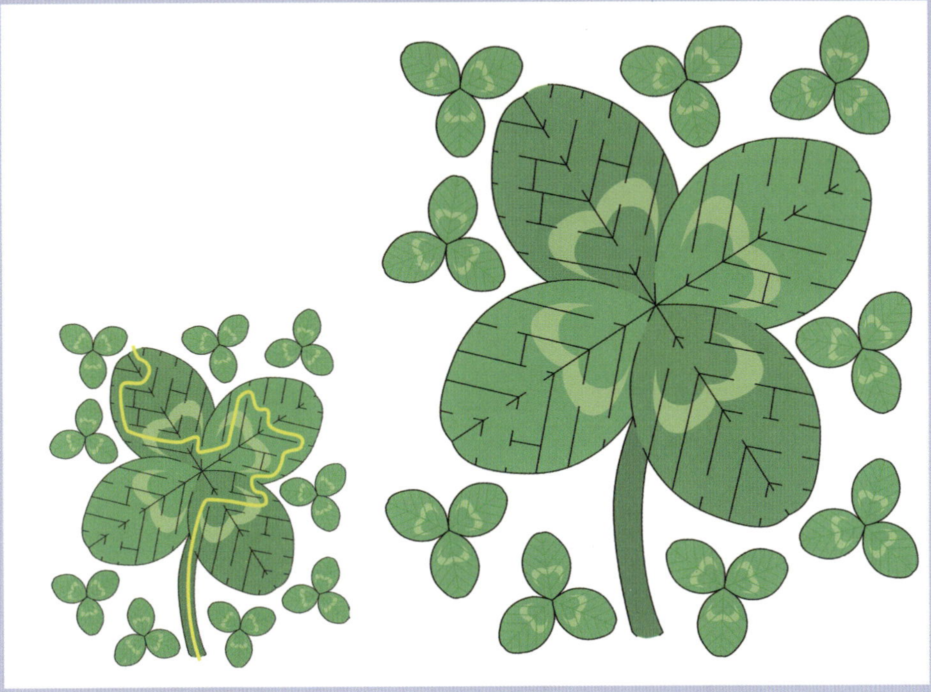

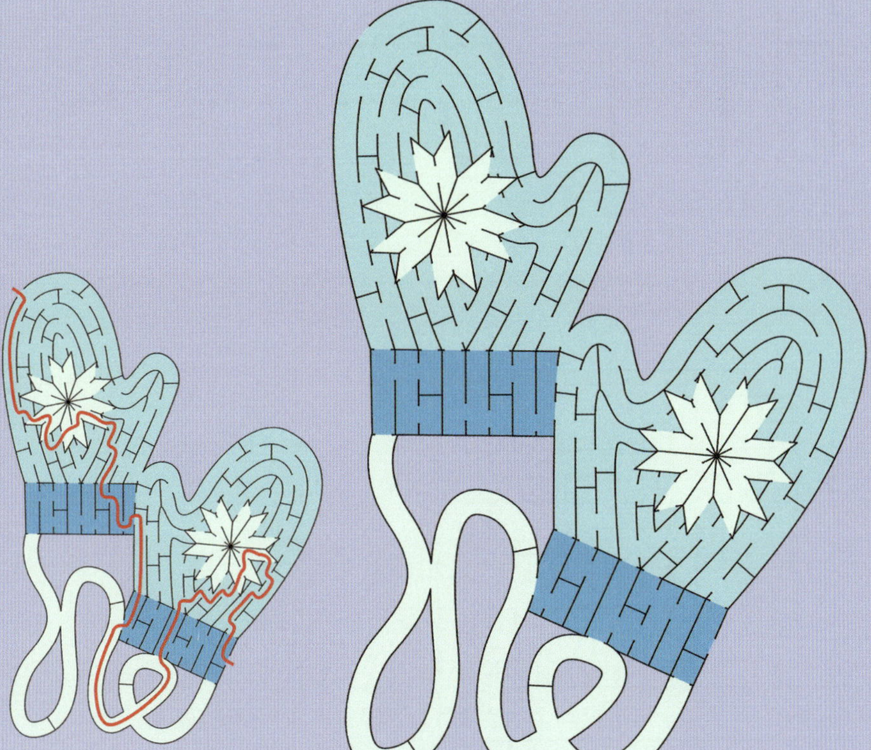

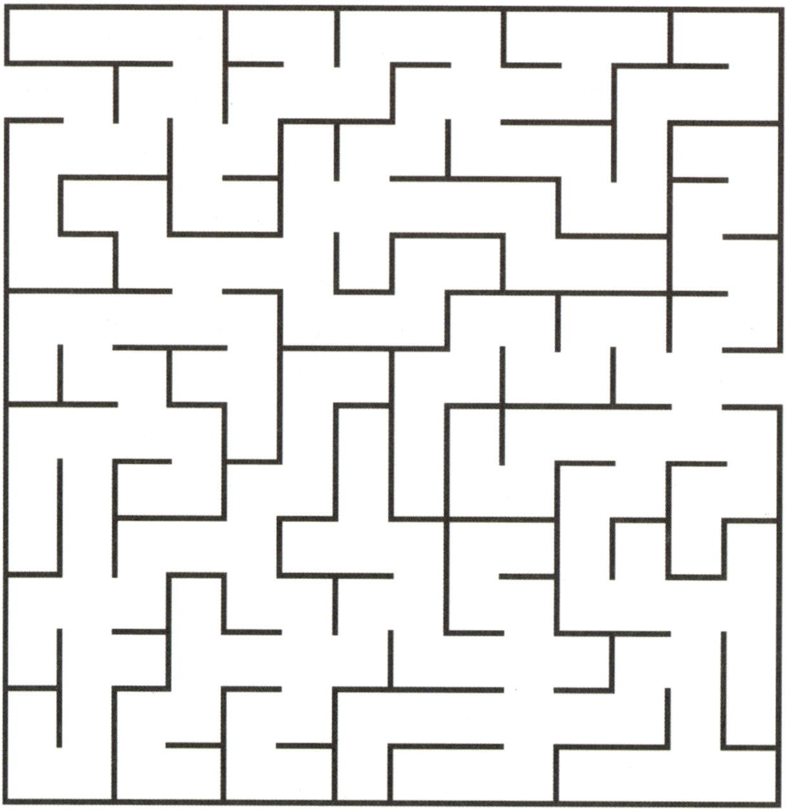

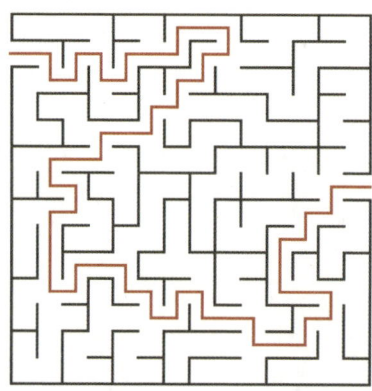

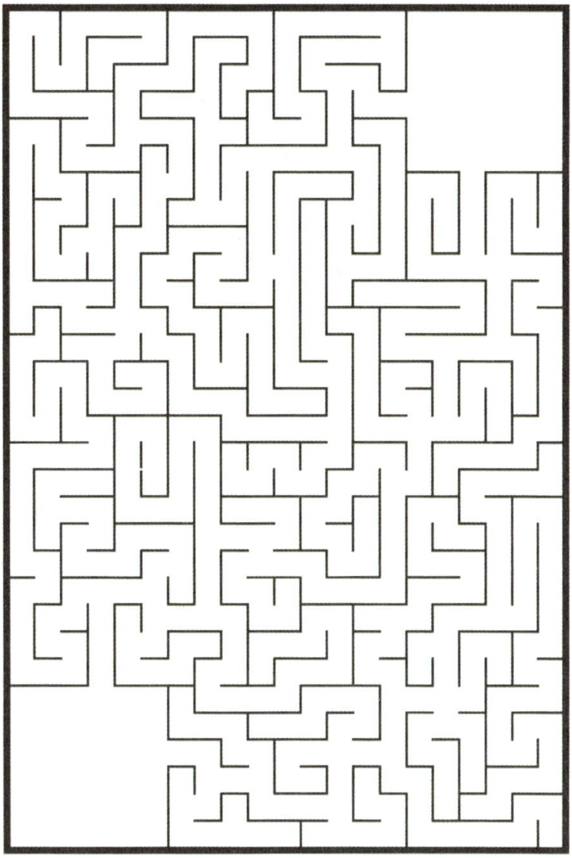

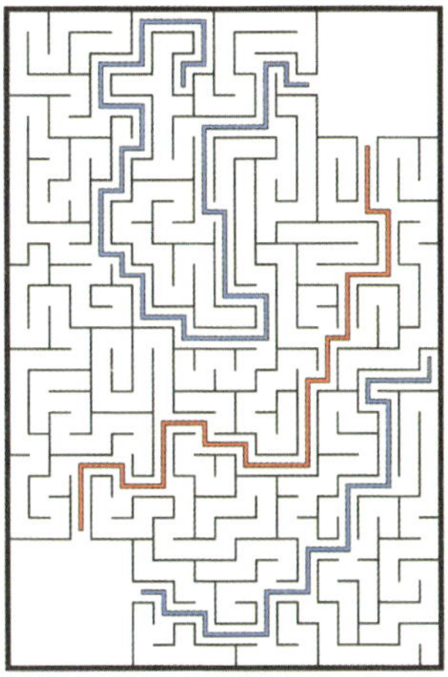

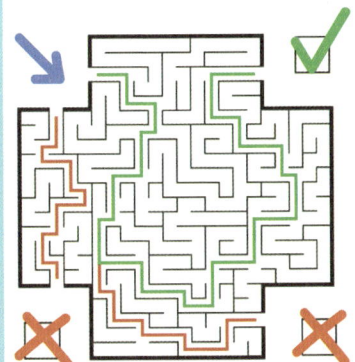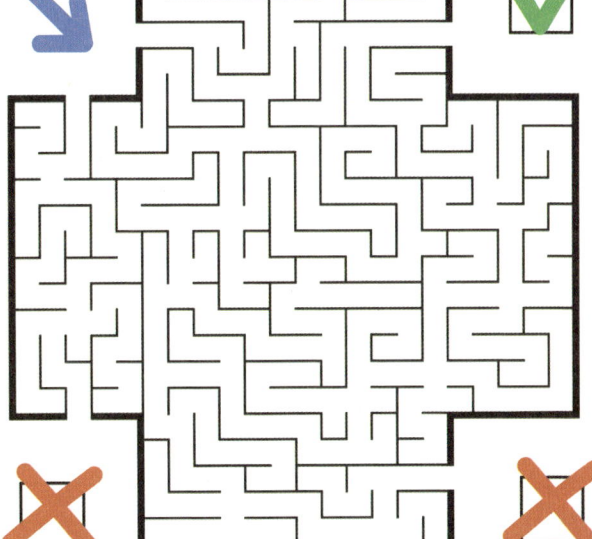

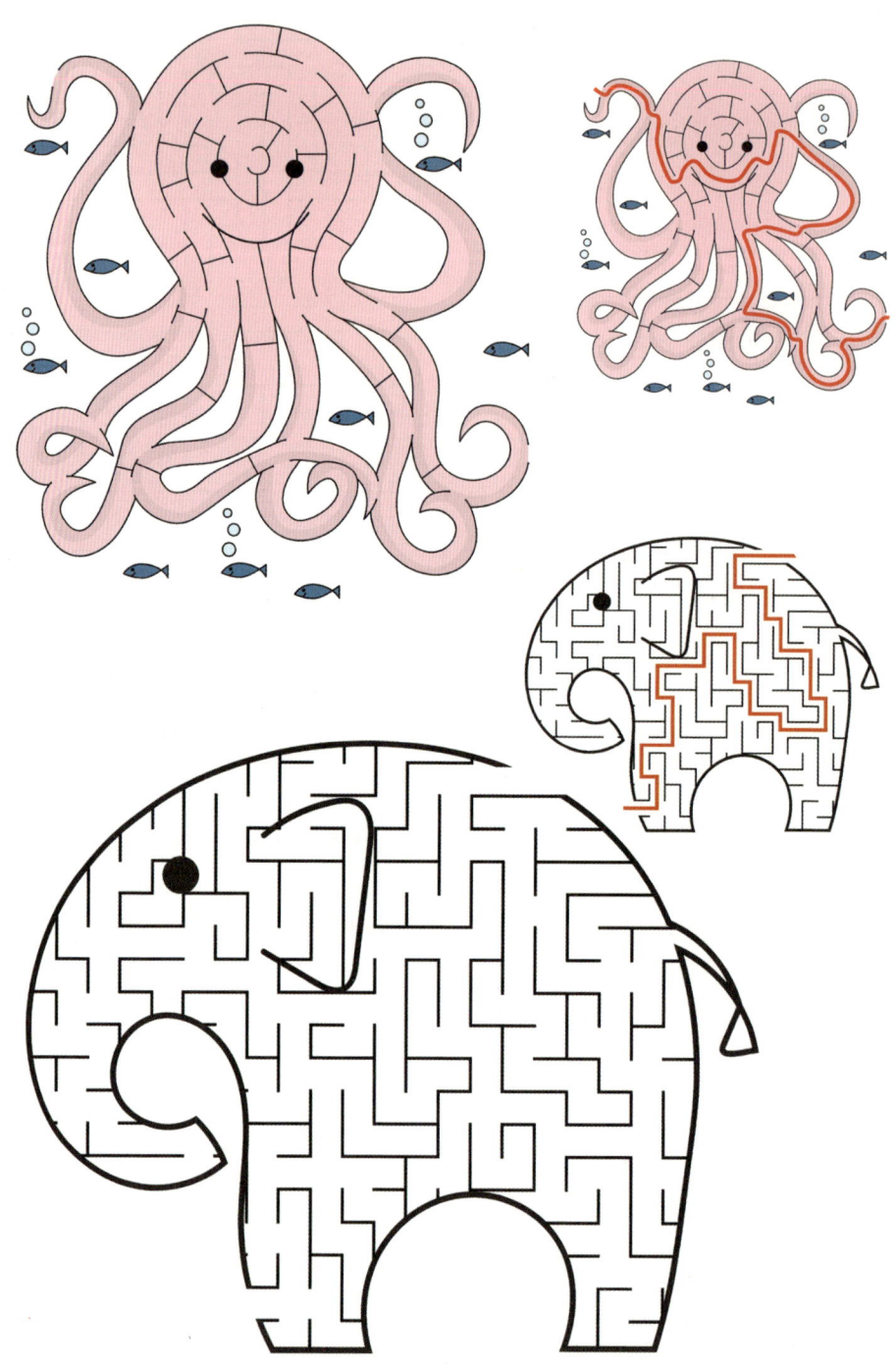

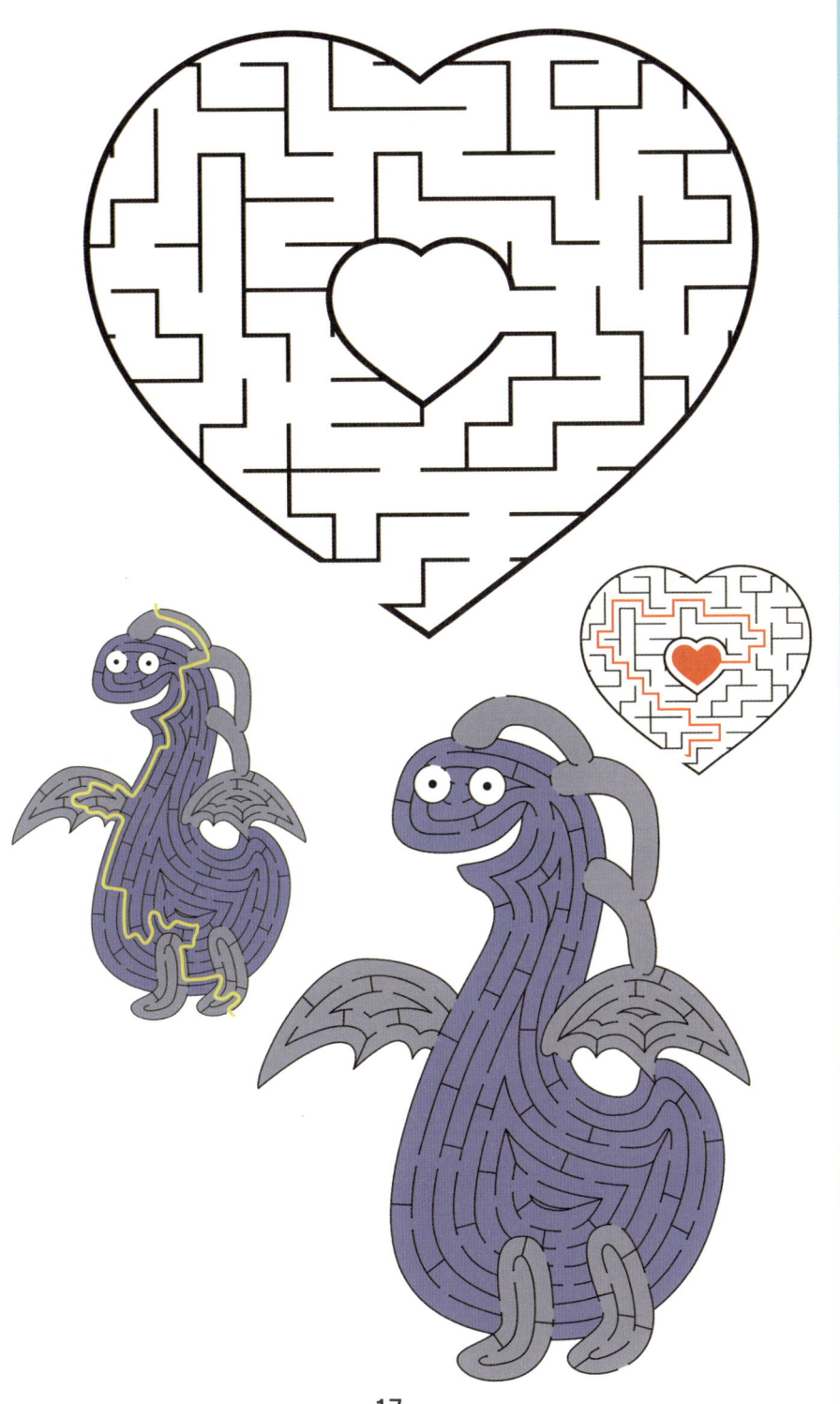

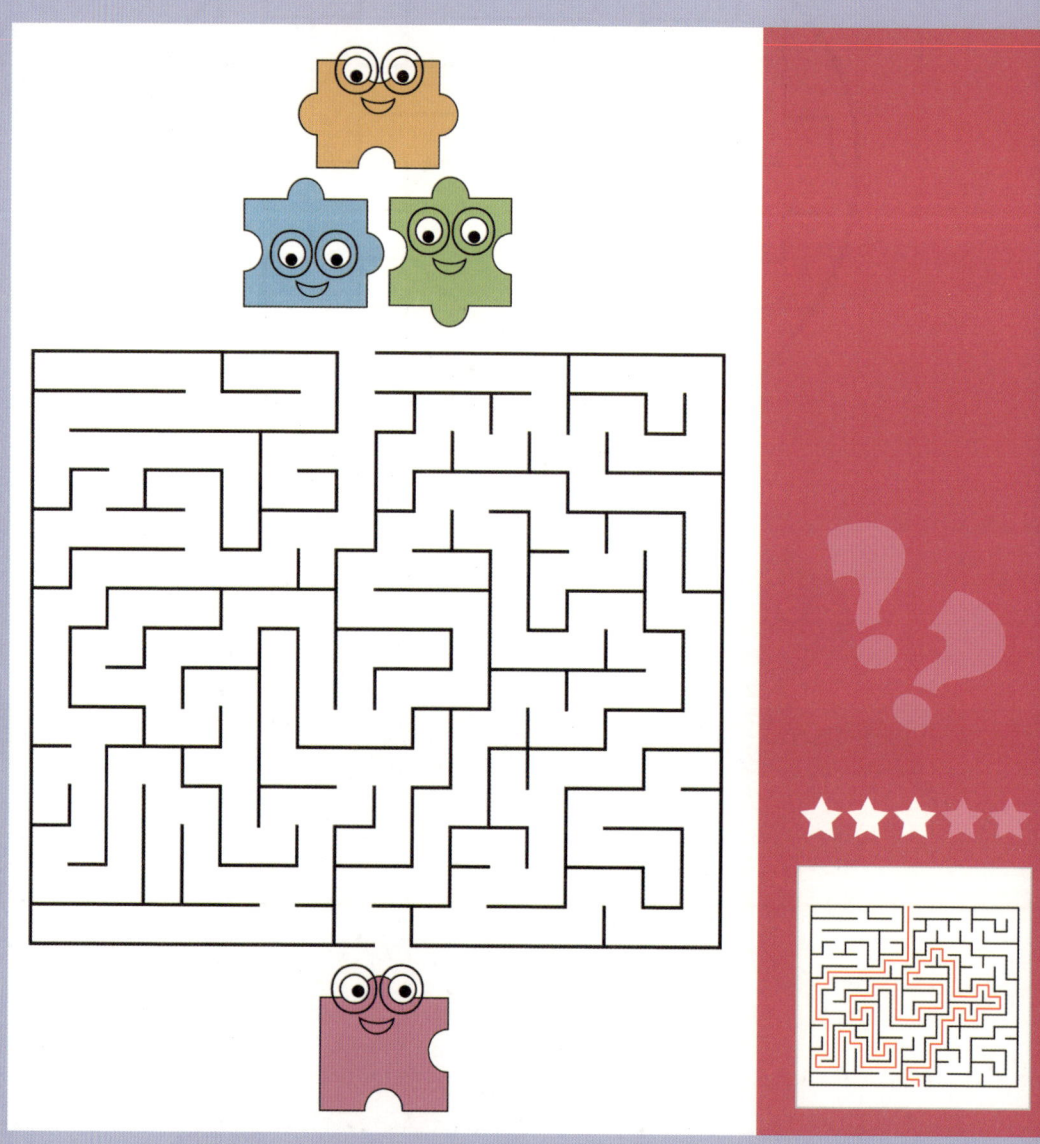

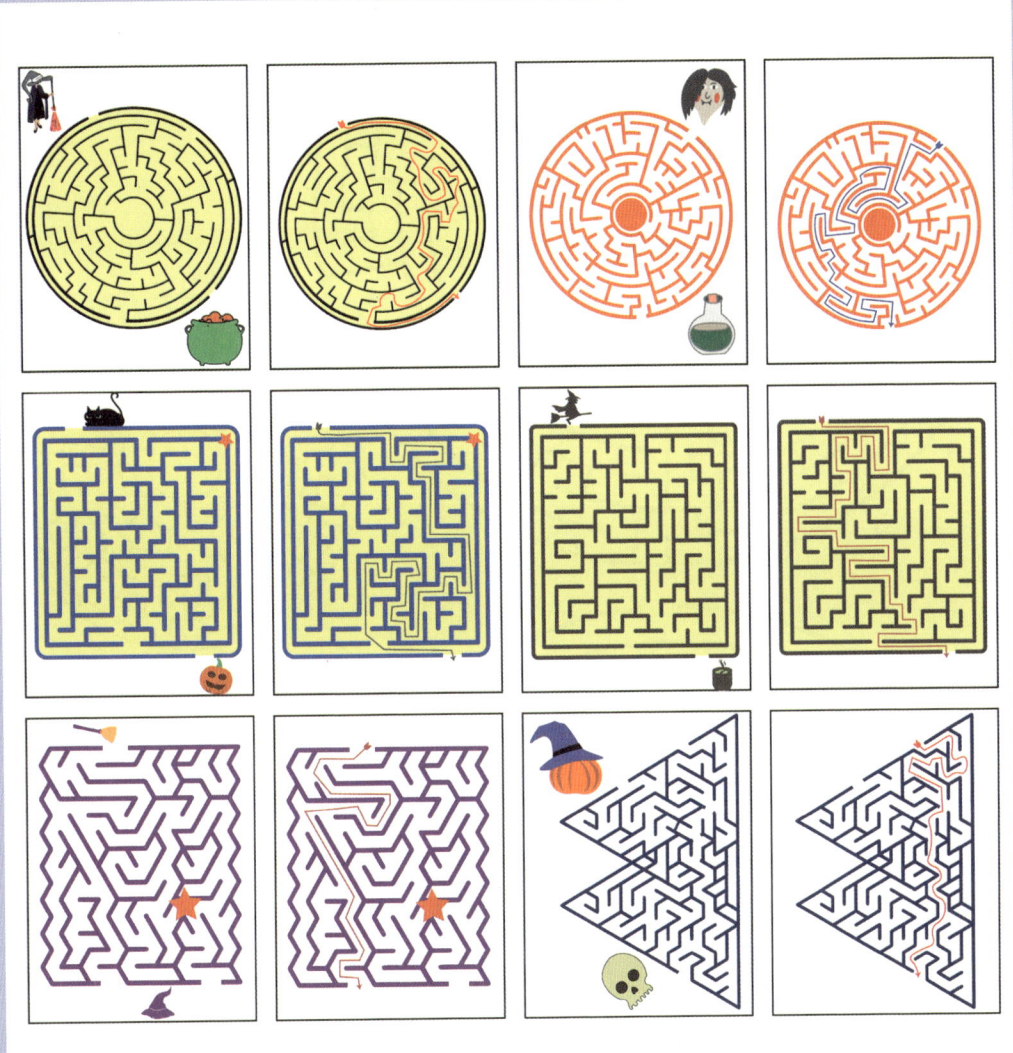

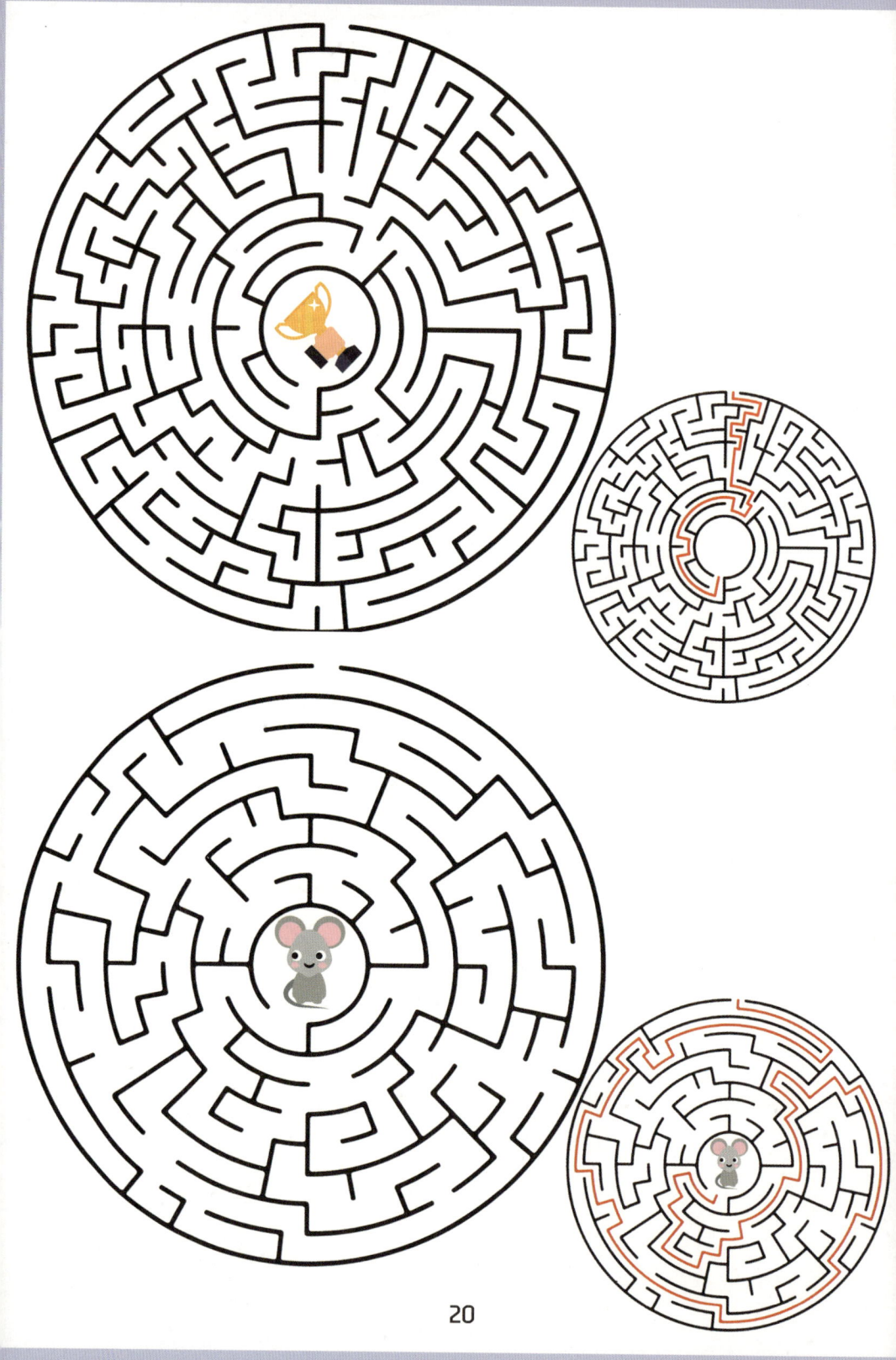

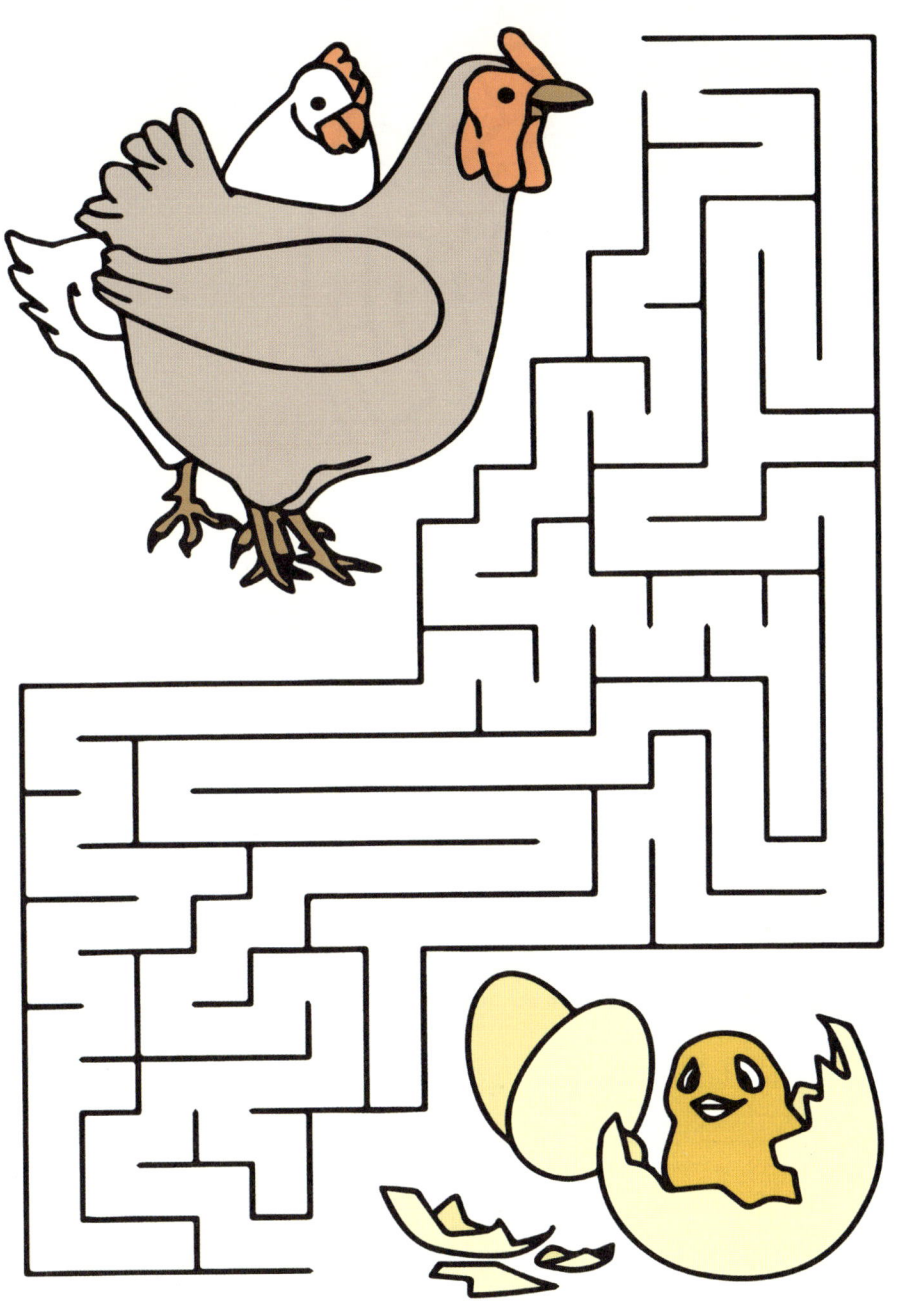

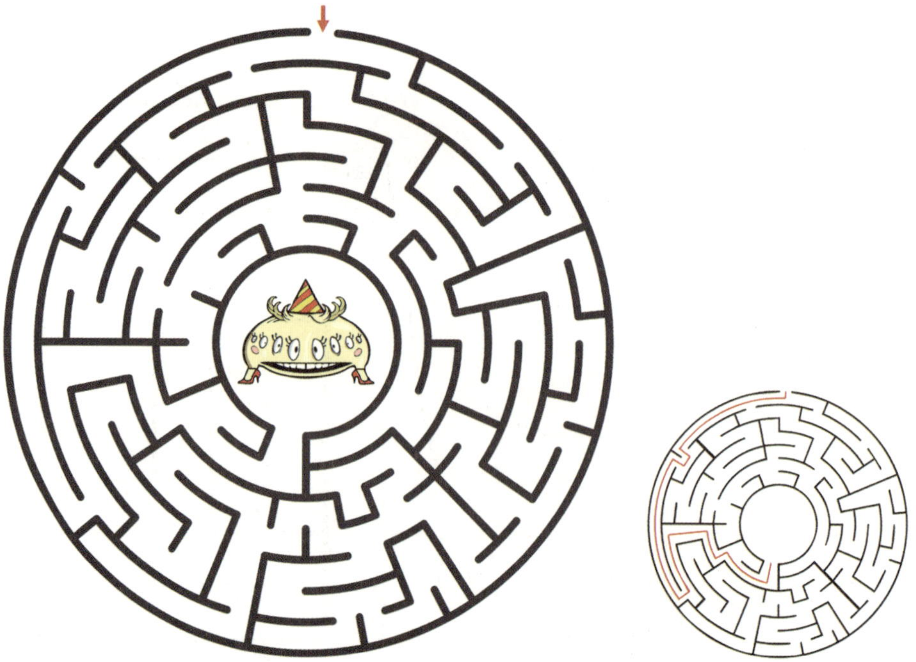

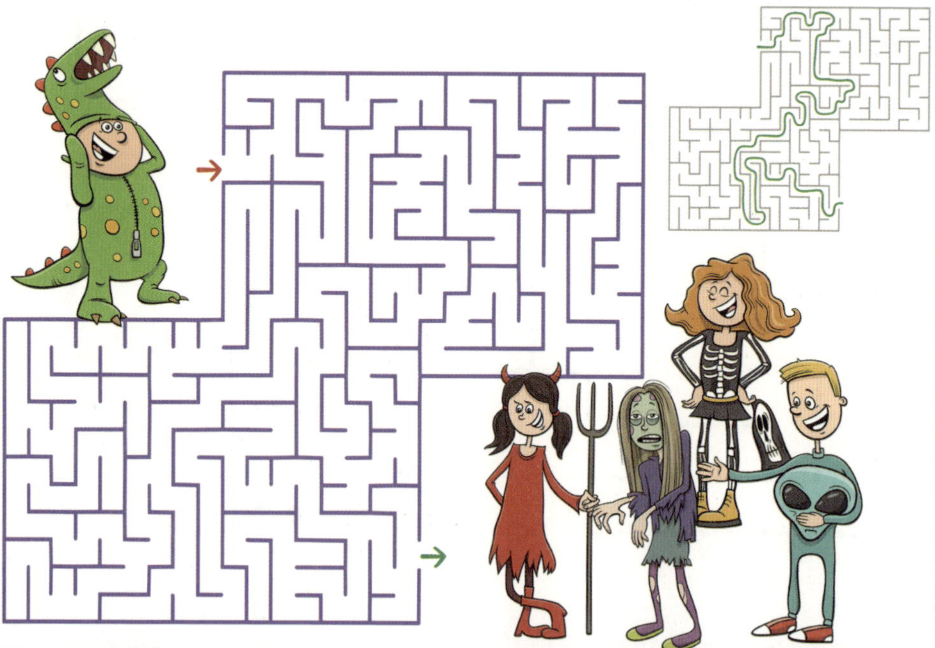

22

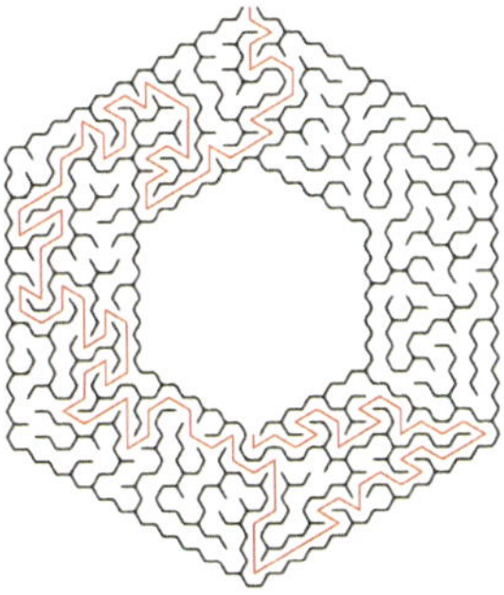

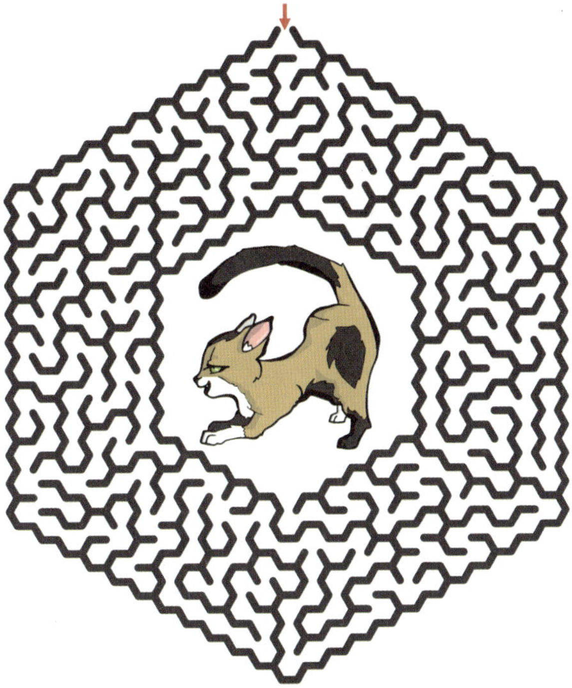

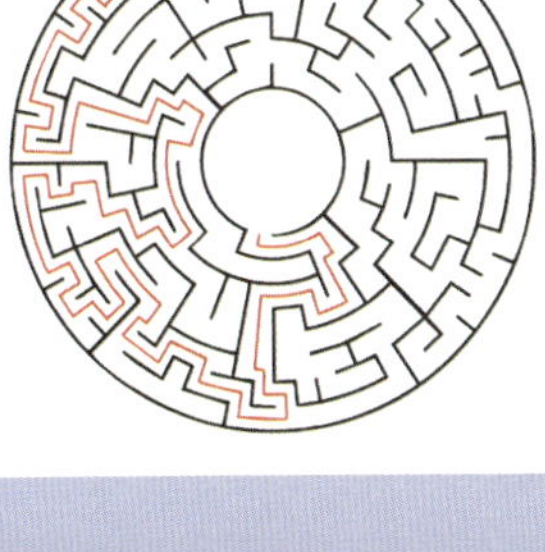

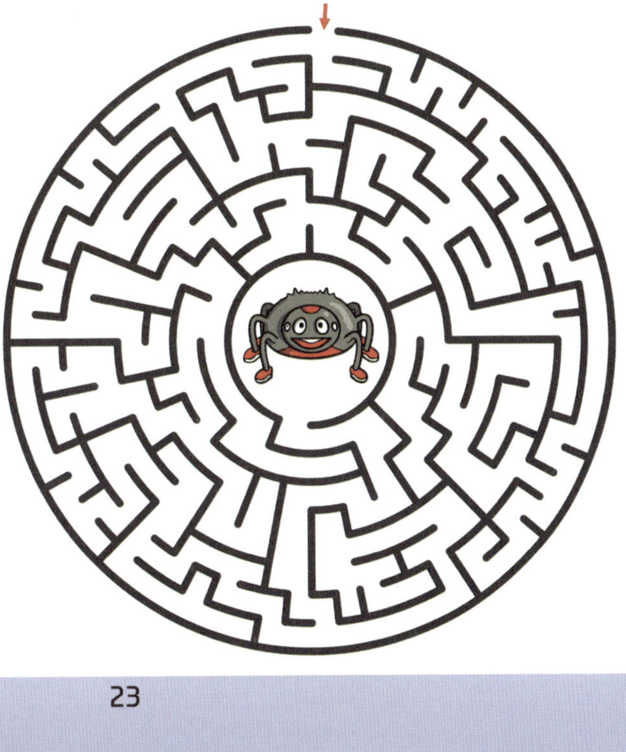

23

미로 게임

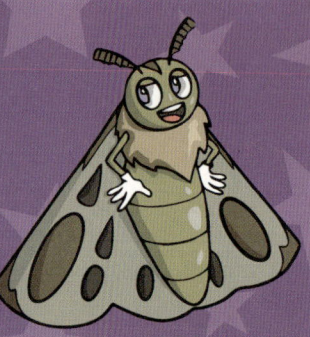
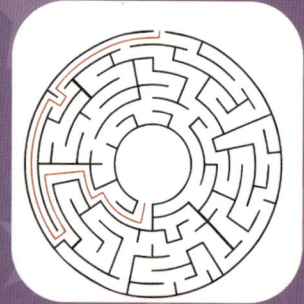
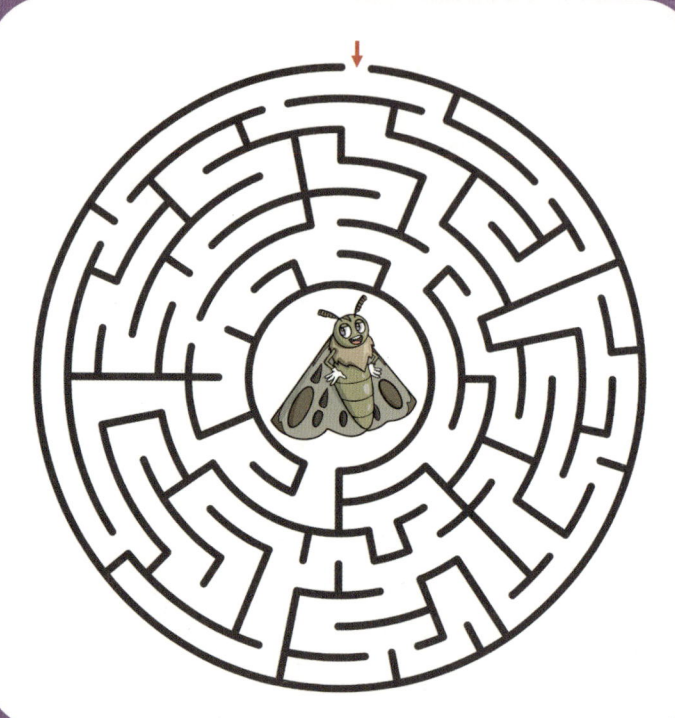

미로 게임

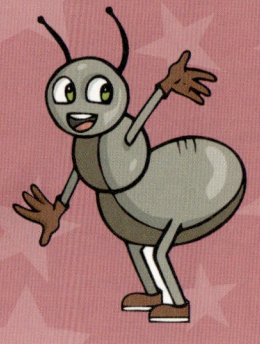
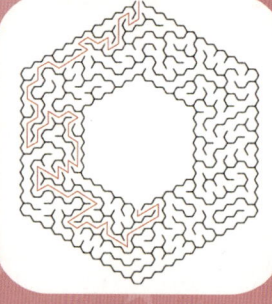
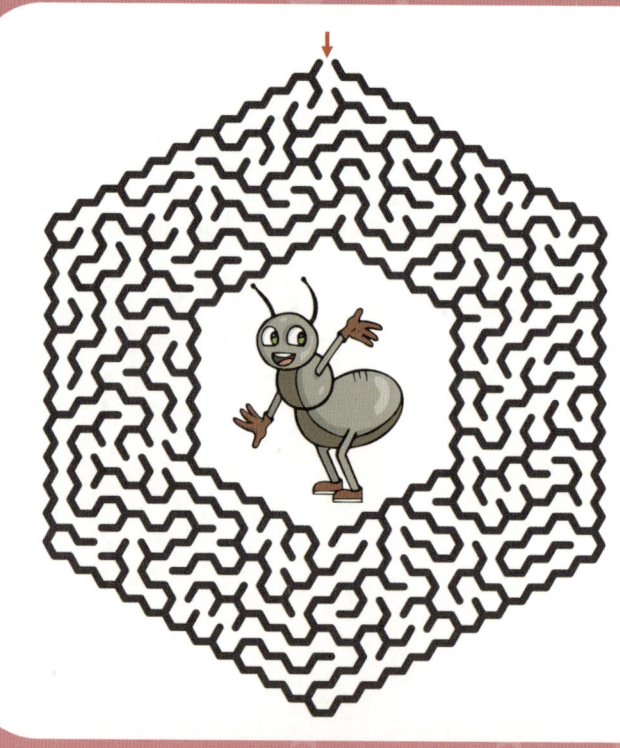

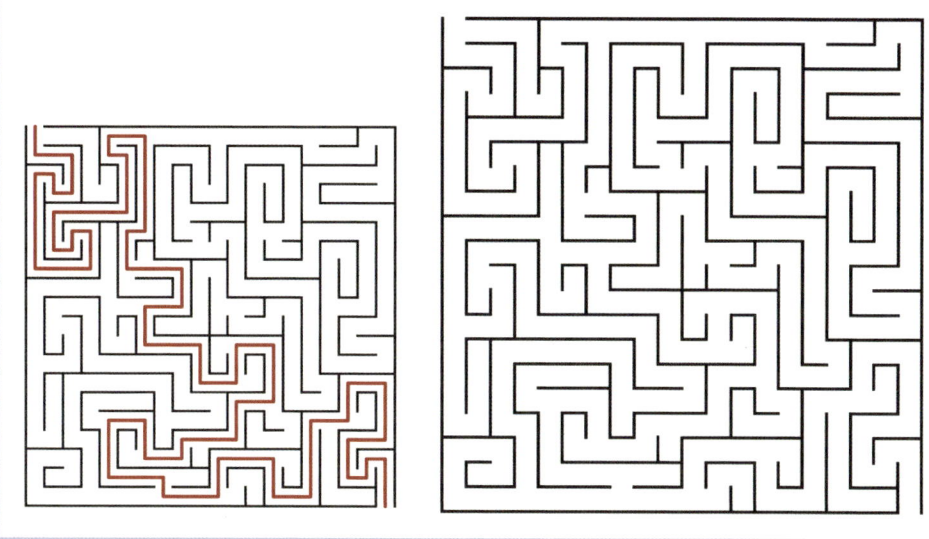

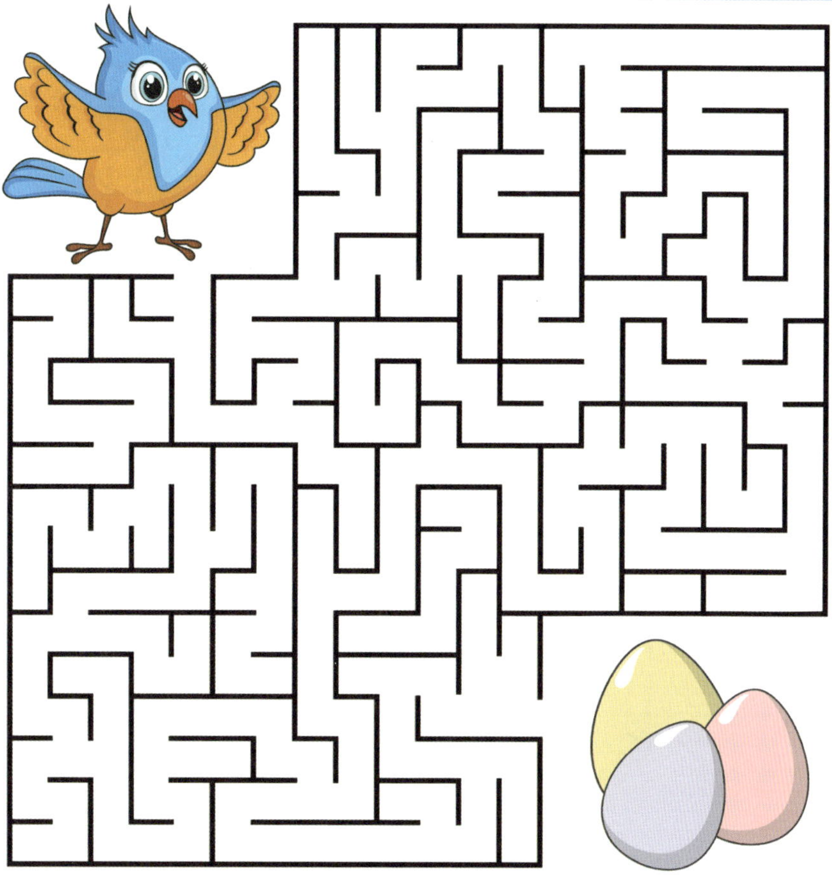

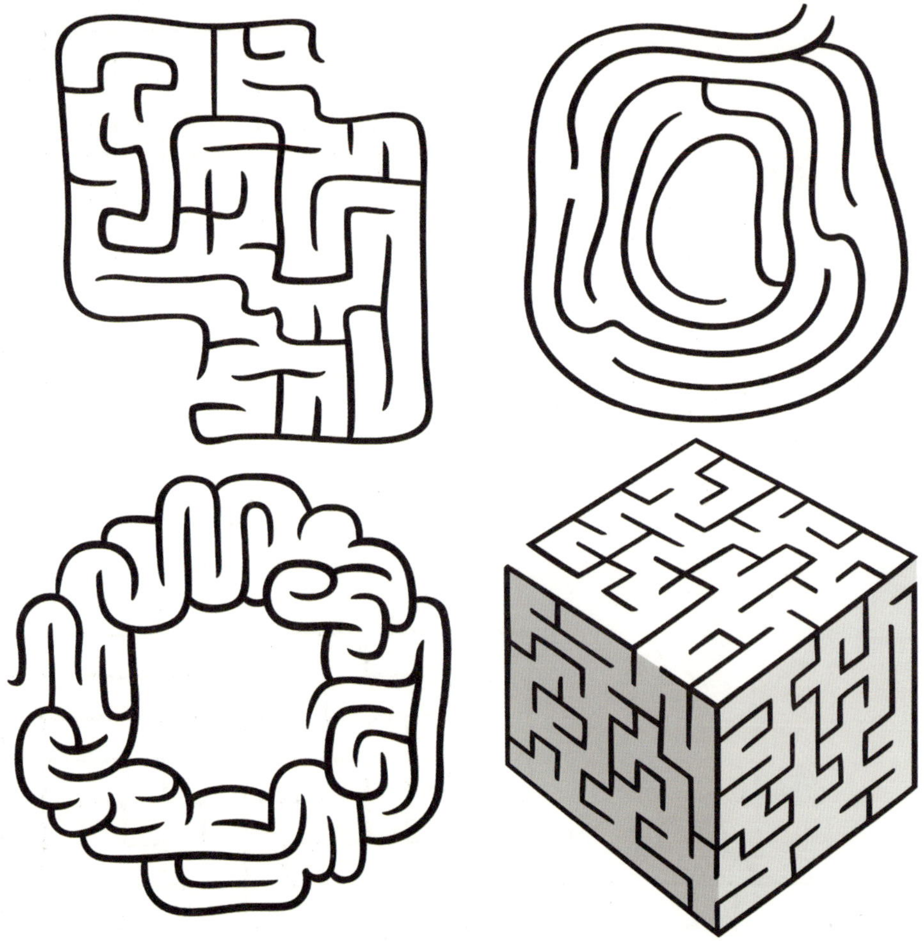

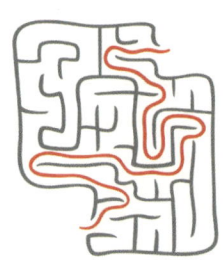
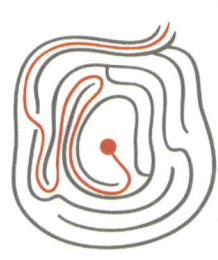
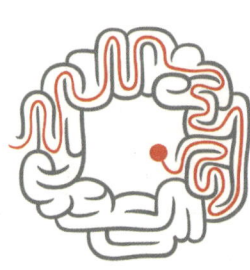
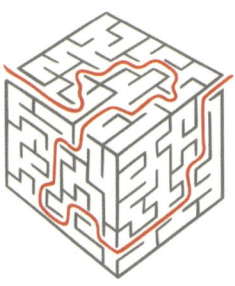

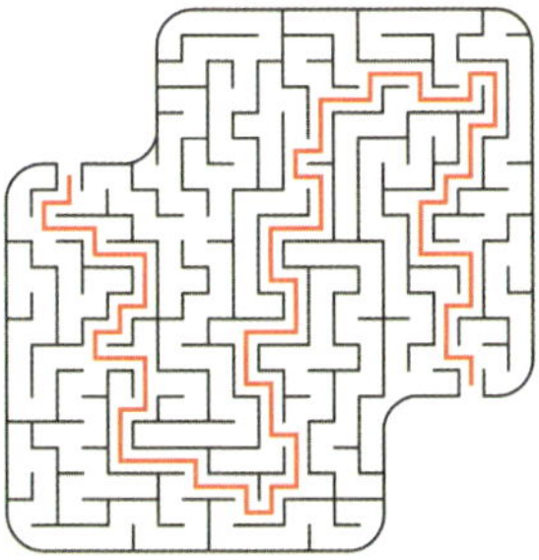

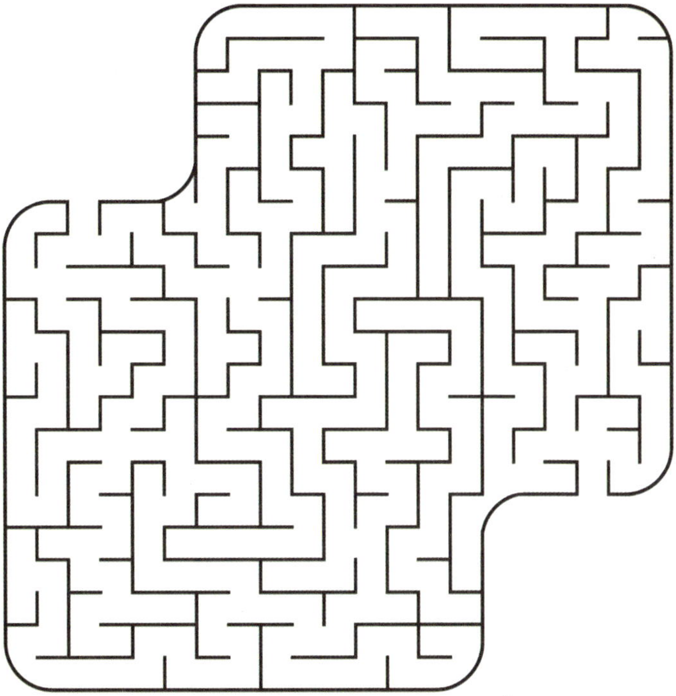

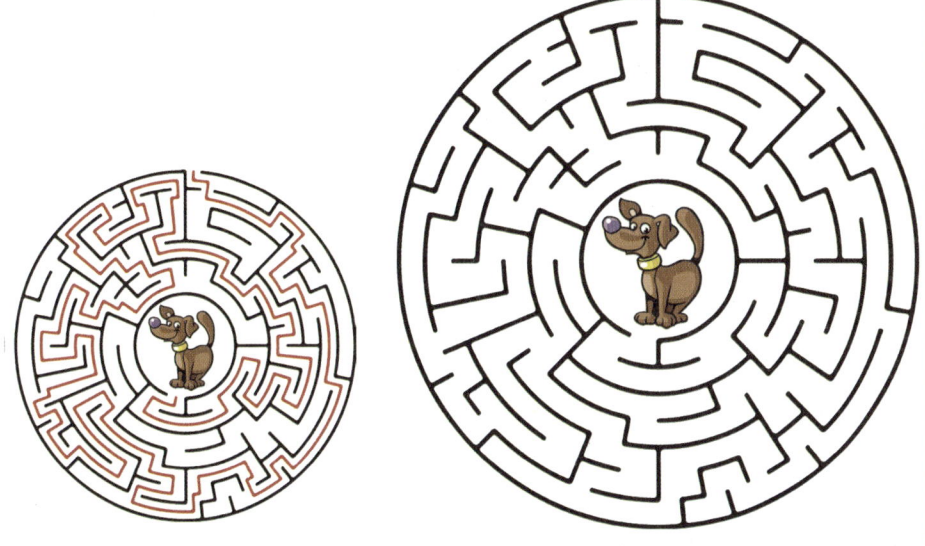

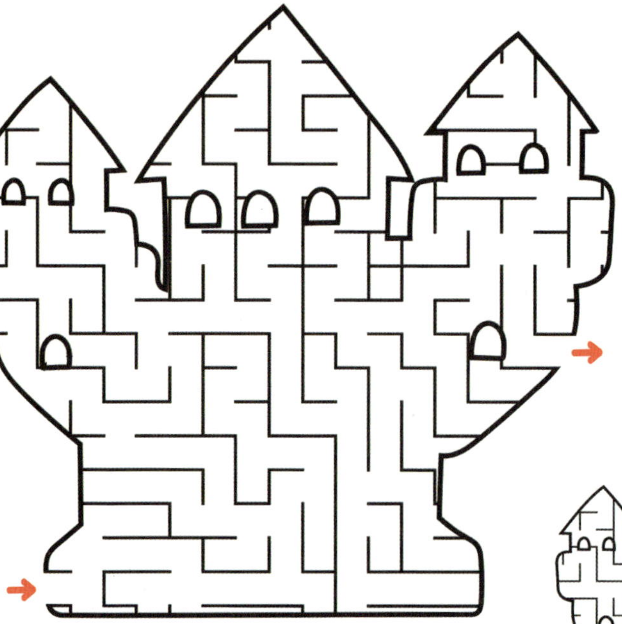

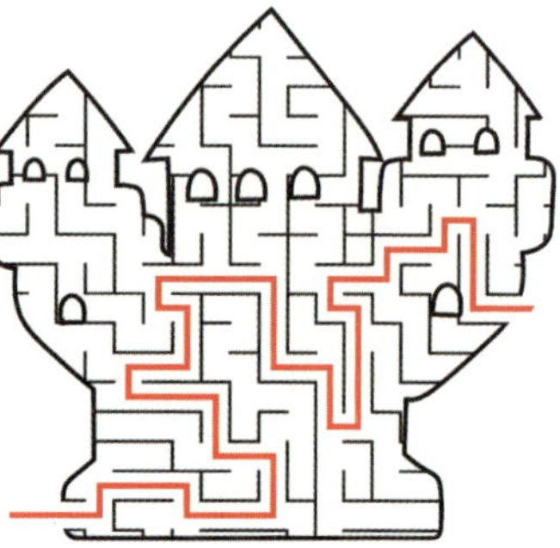

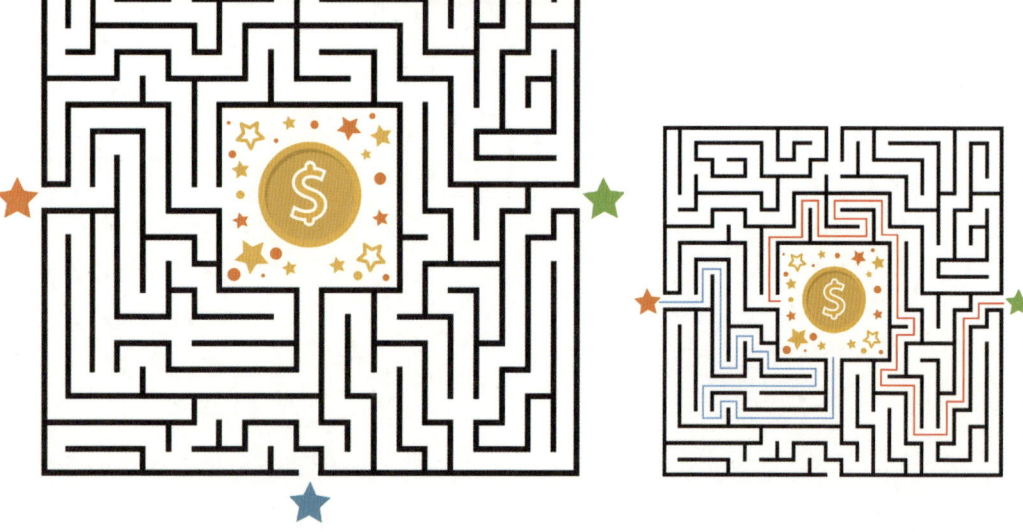

미로세트

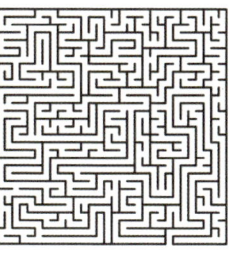 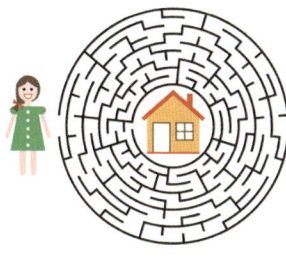 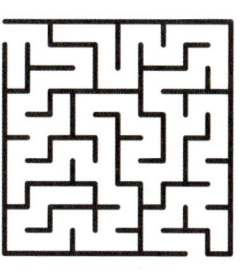 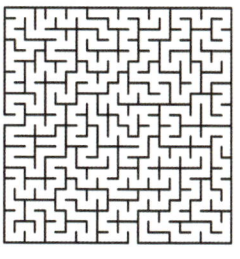

정답

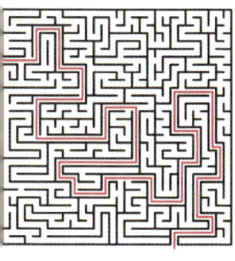 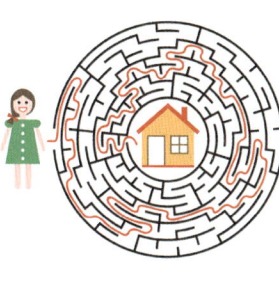 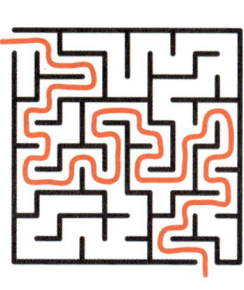 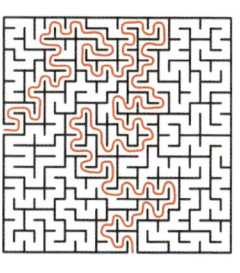

미로세트

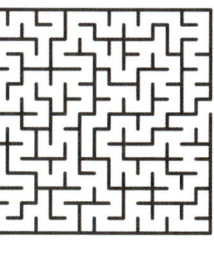 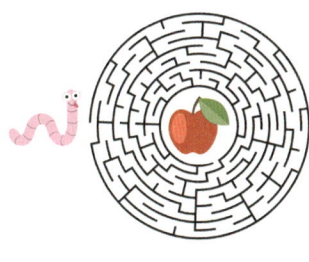 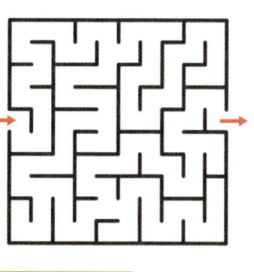 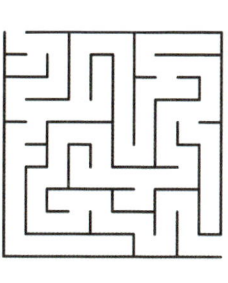

정답

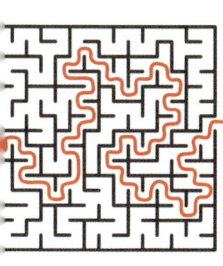 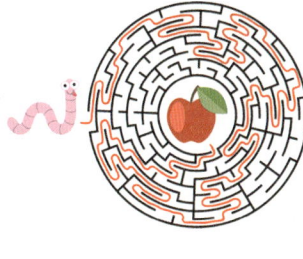 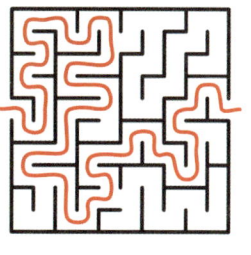 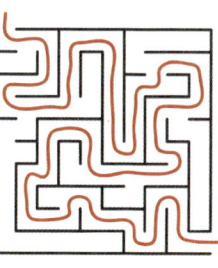

미로세트

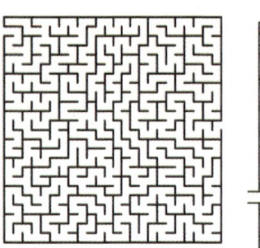 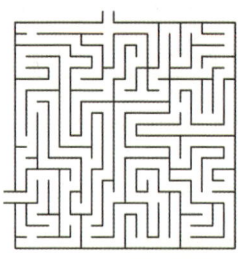 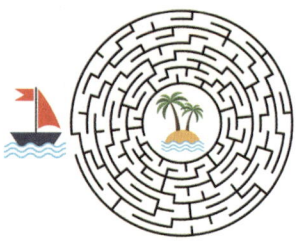 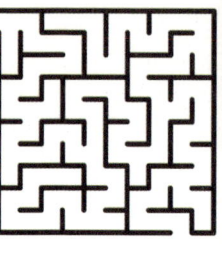

정답

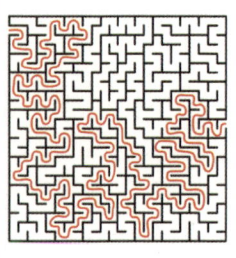 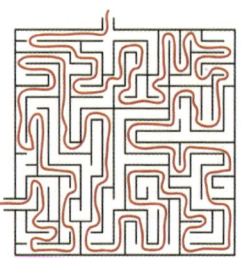 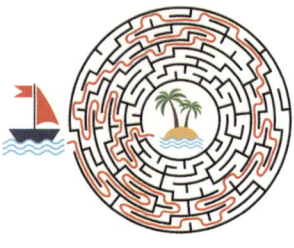 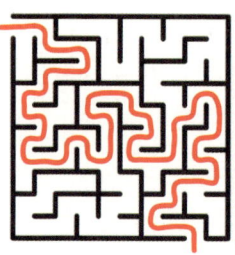

미로세트

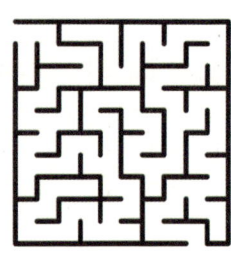 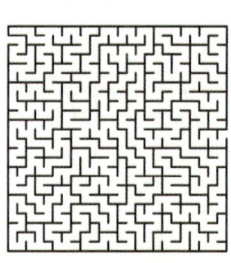  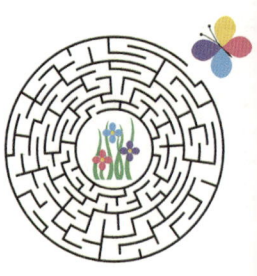

정답

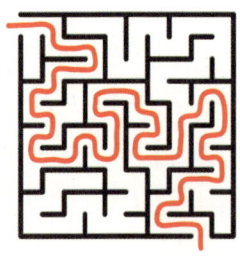 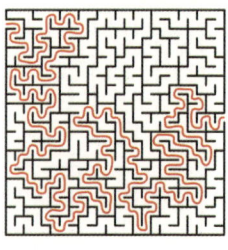 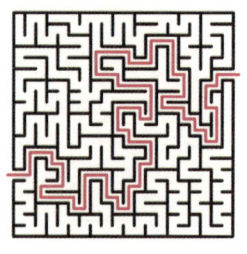 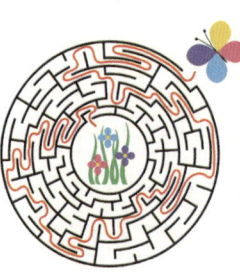

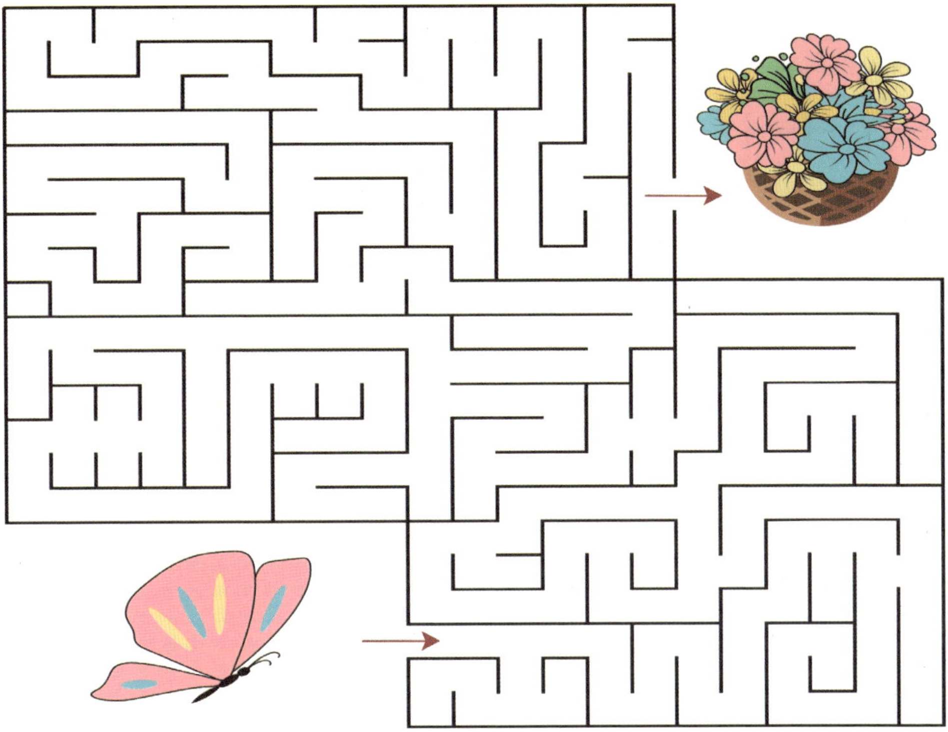

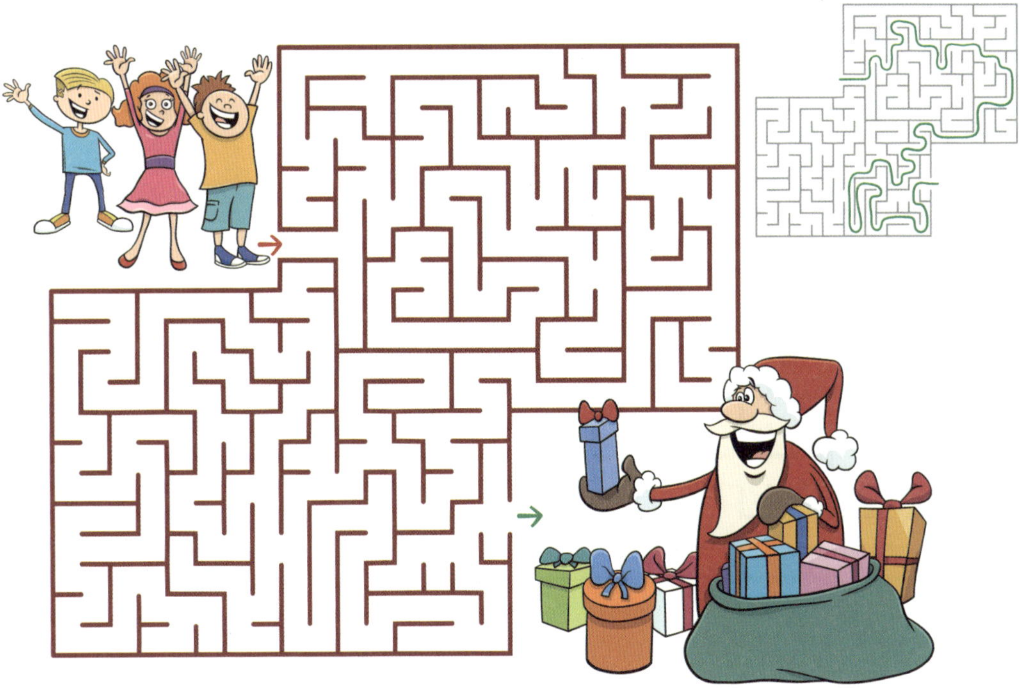

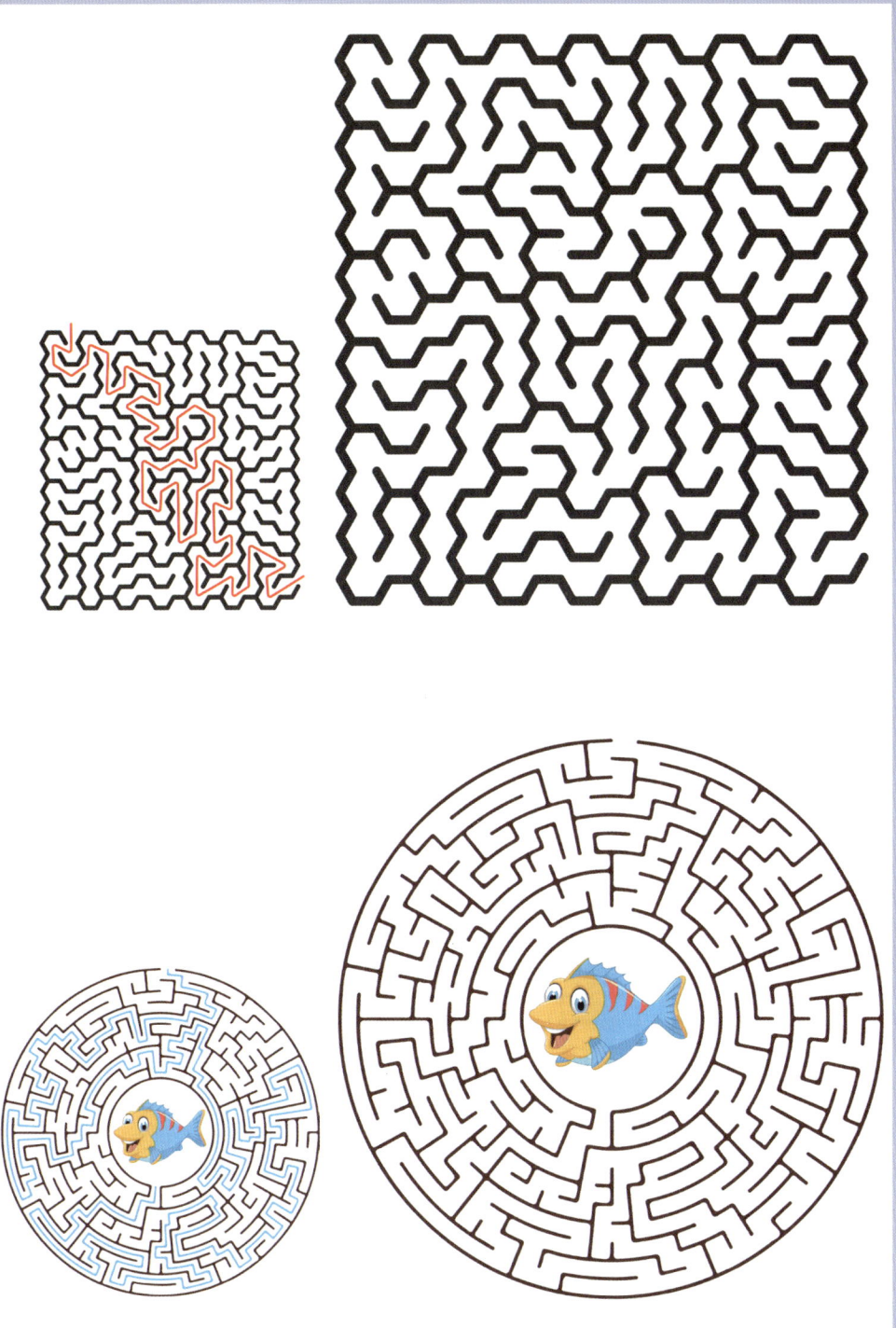

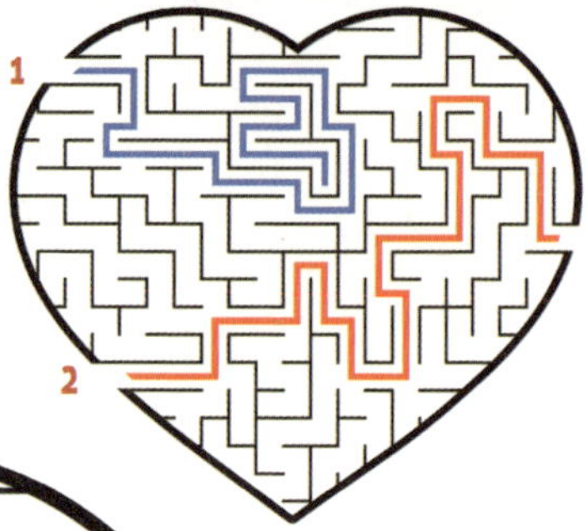

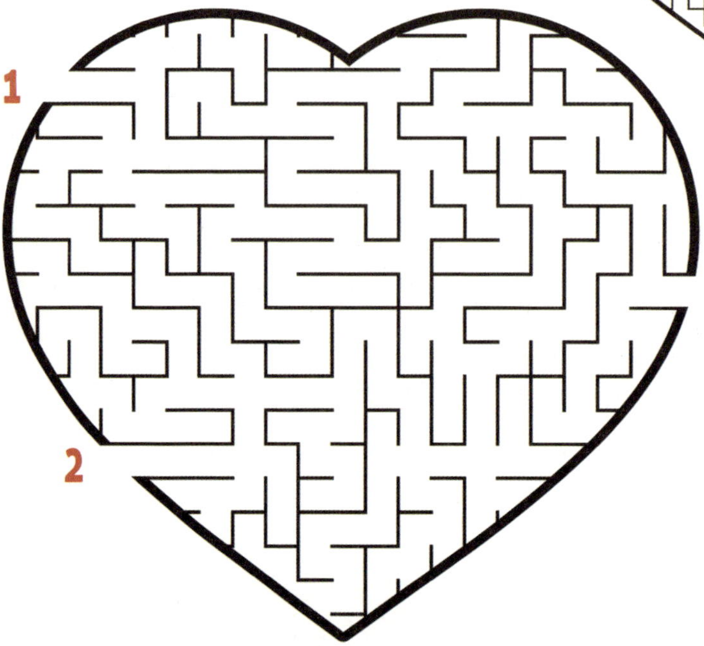

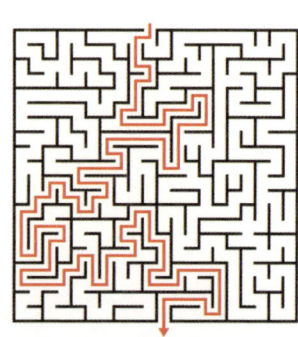

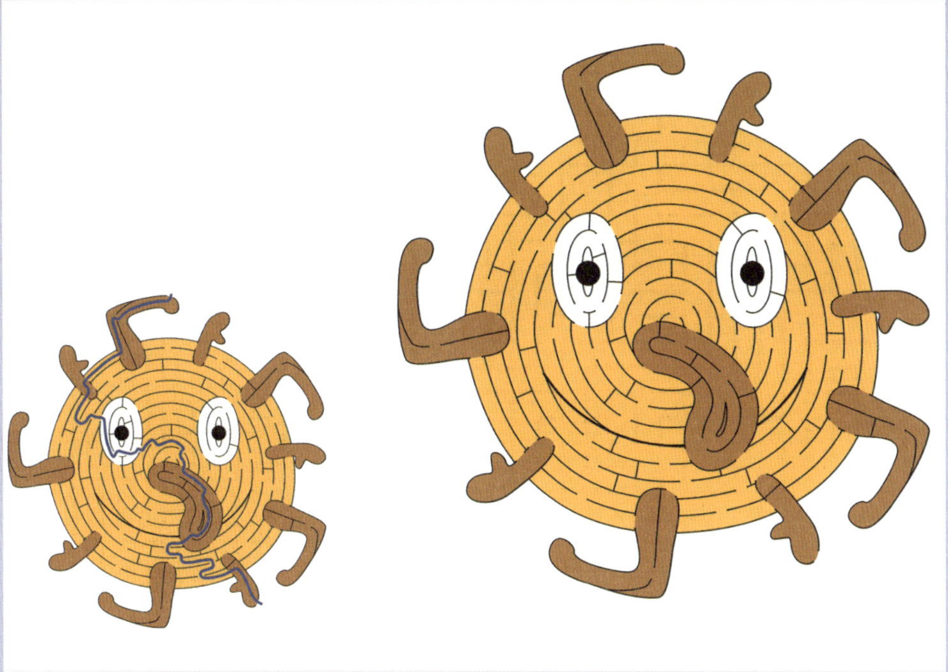

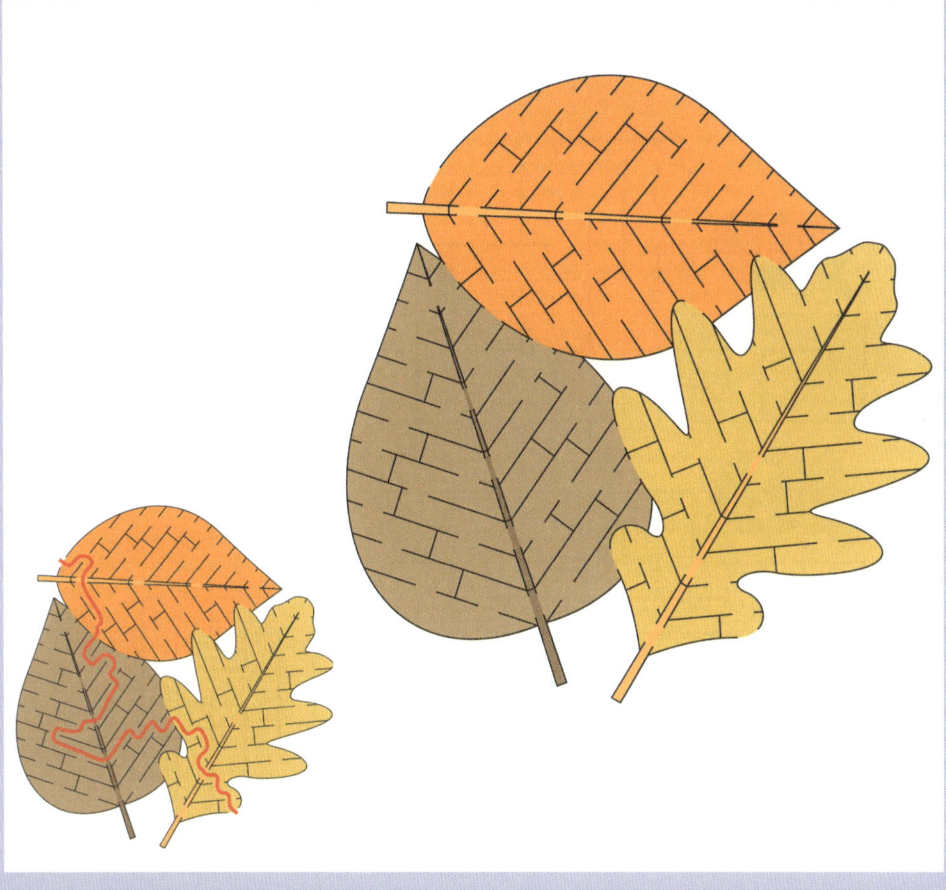

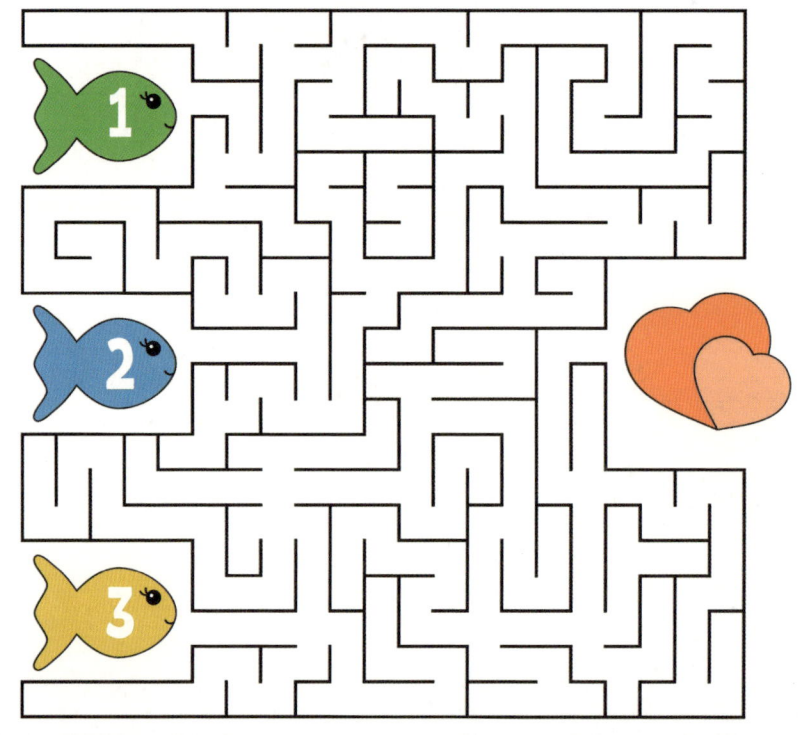

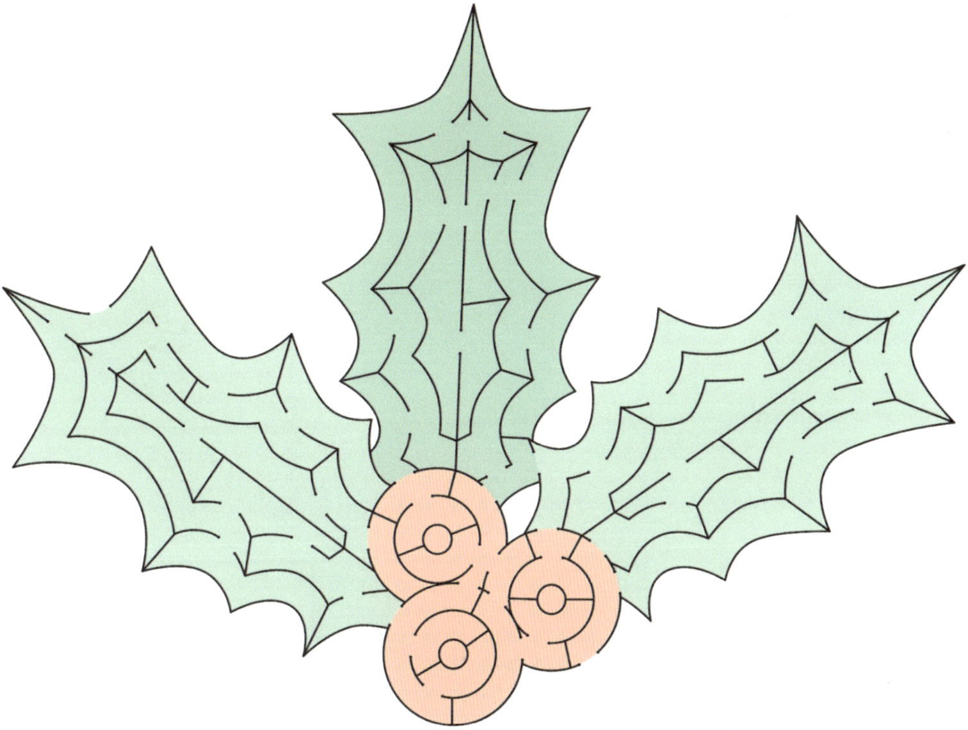

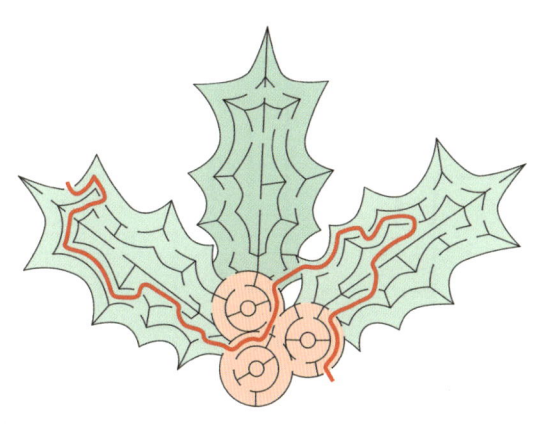

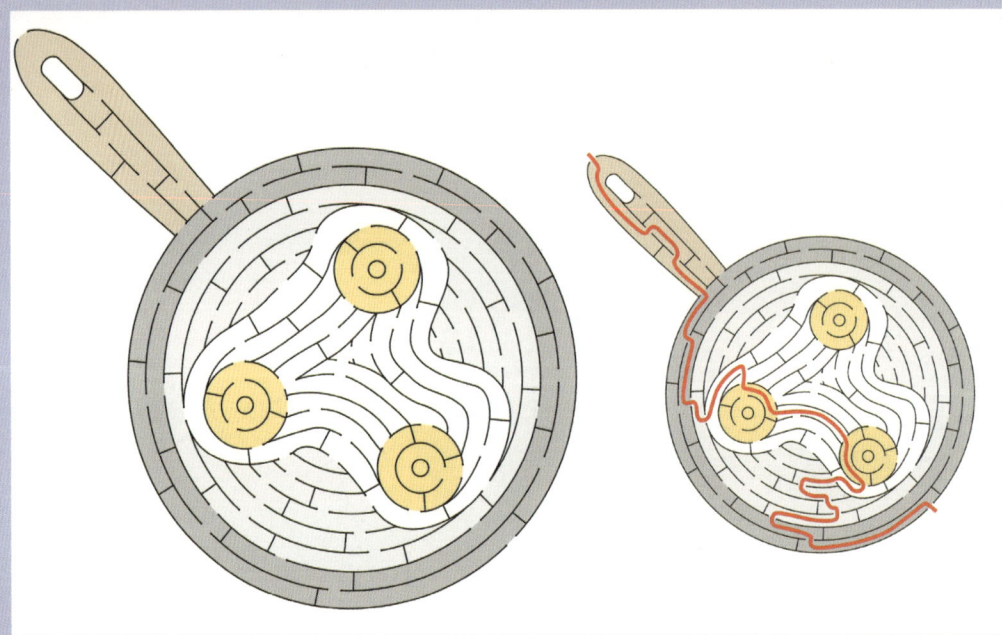

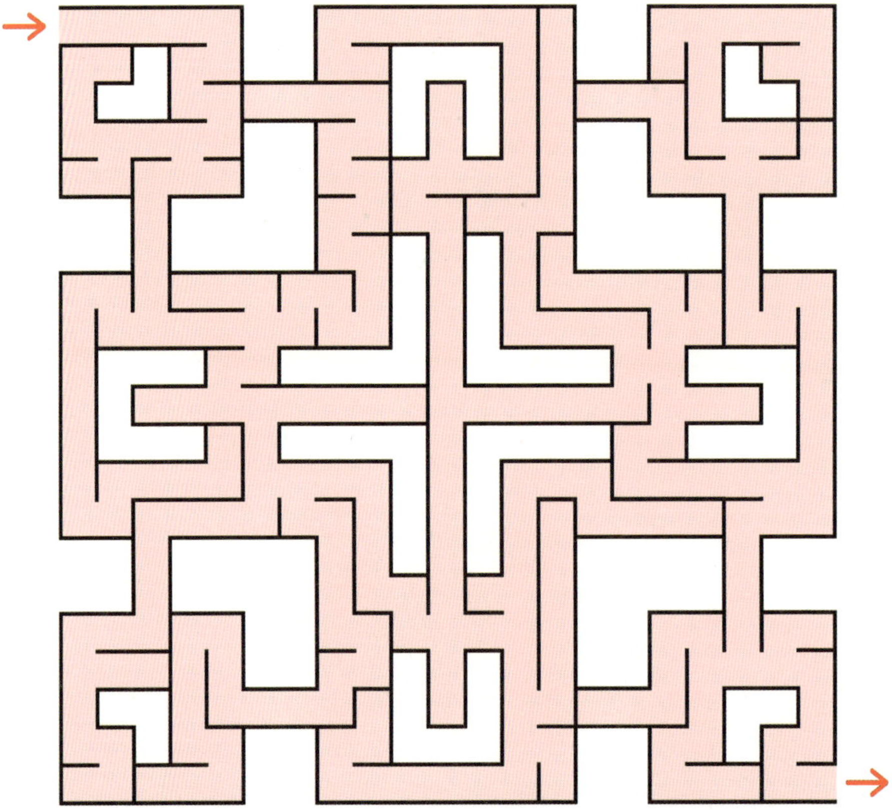

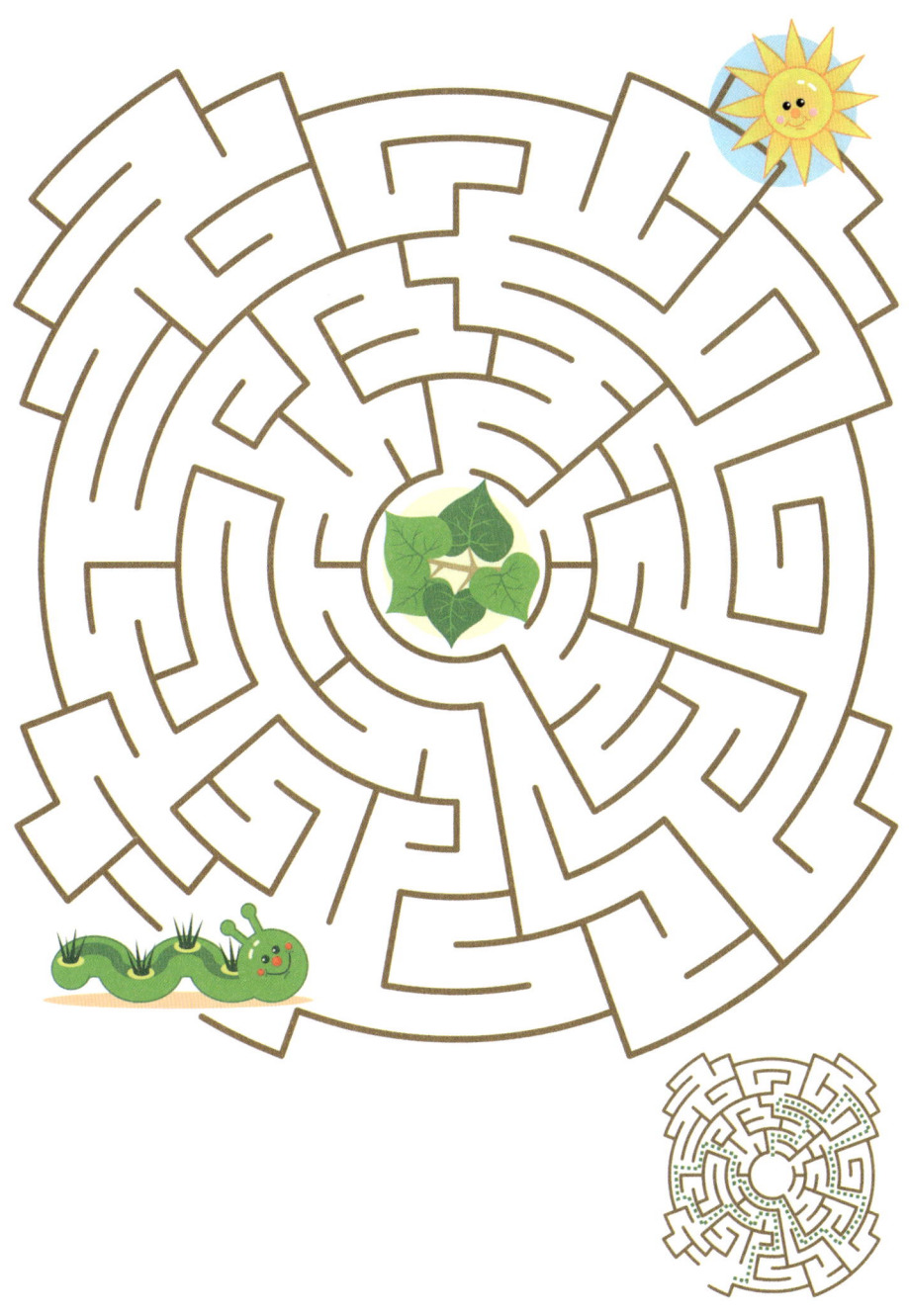

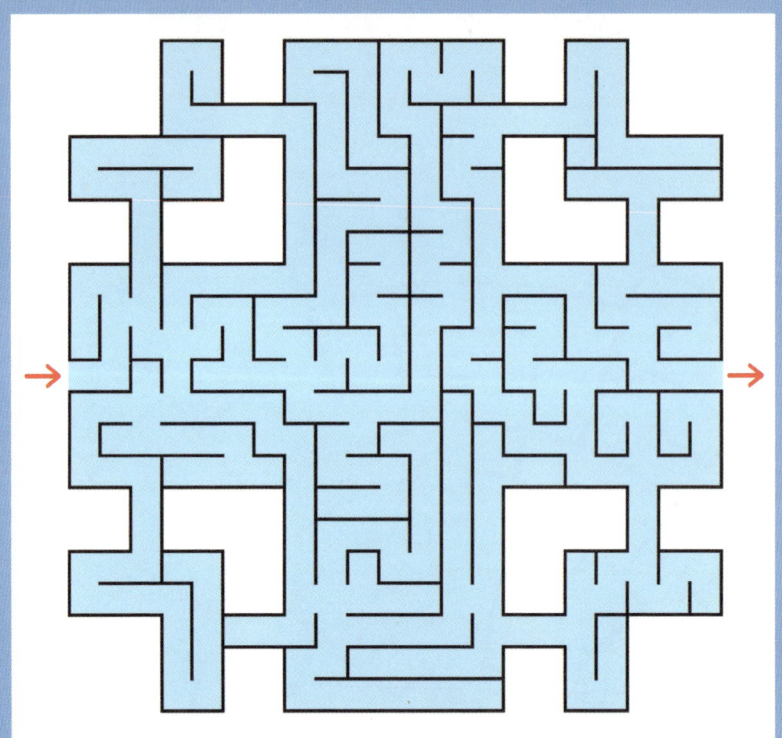
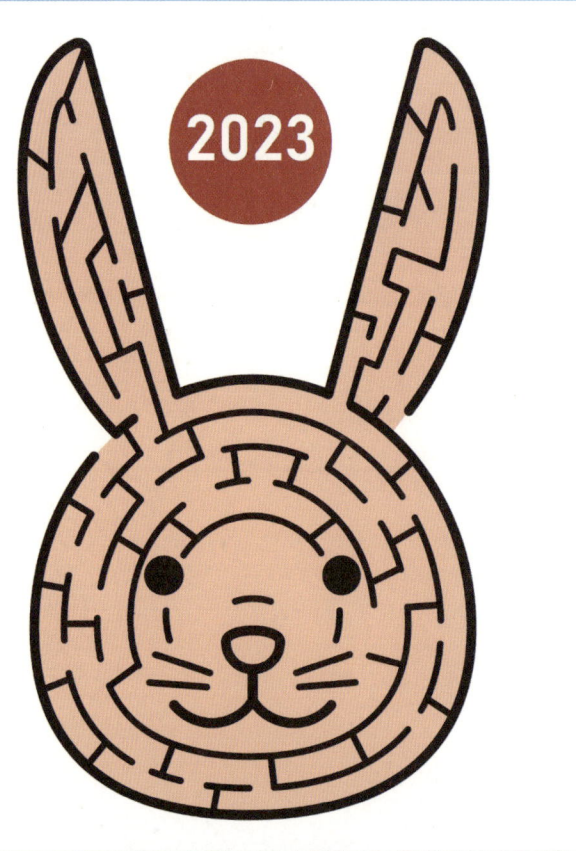

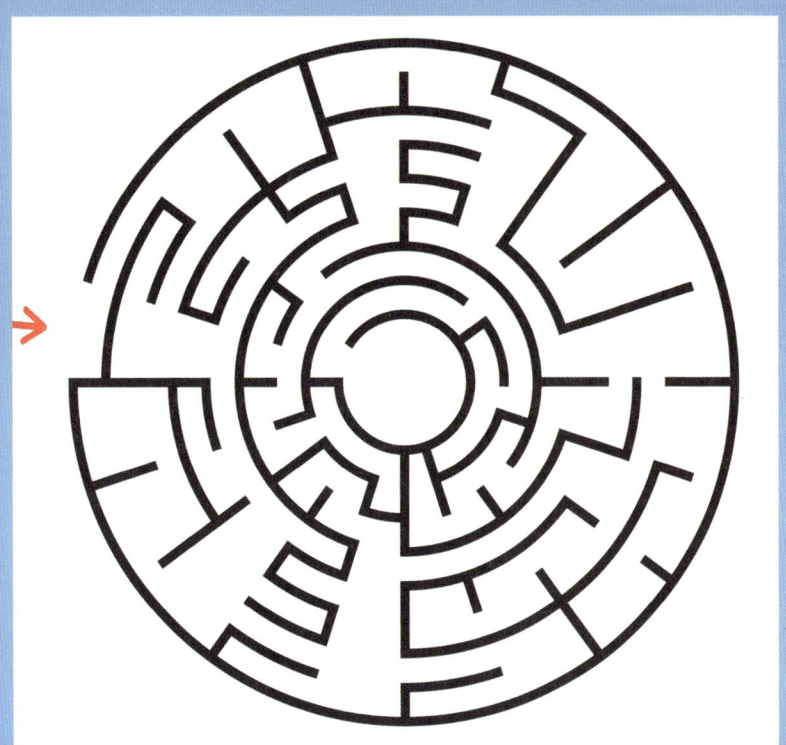
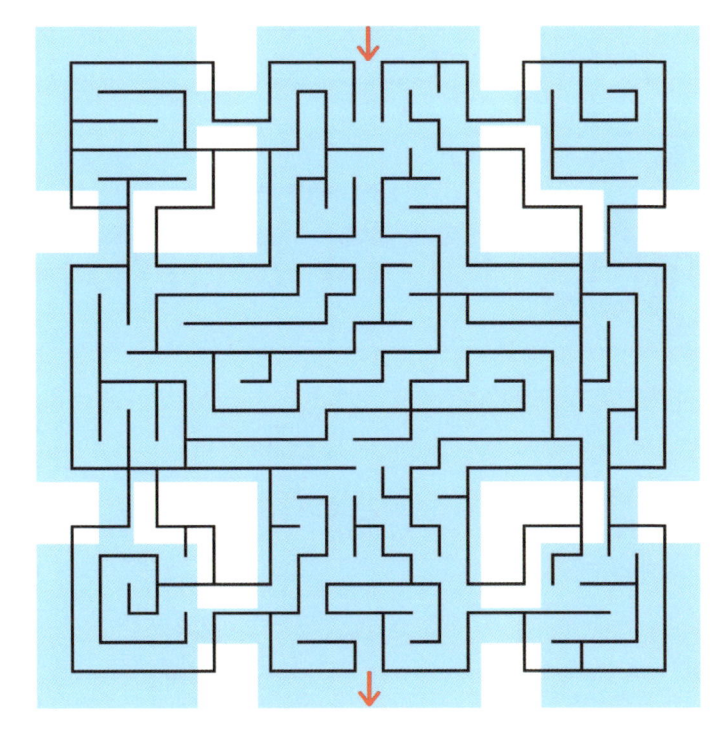

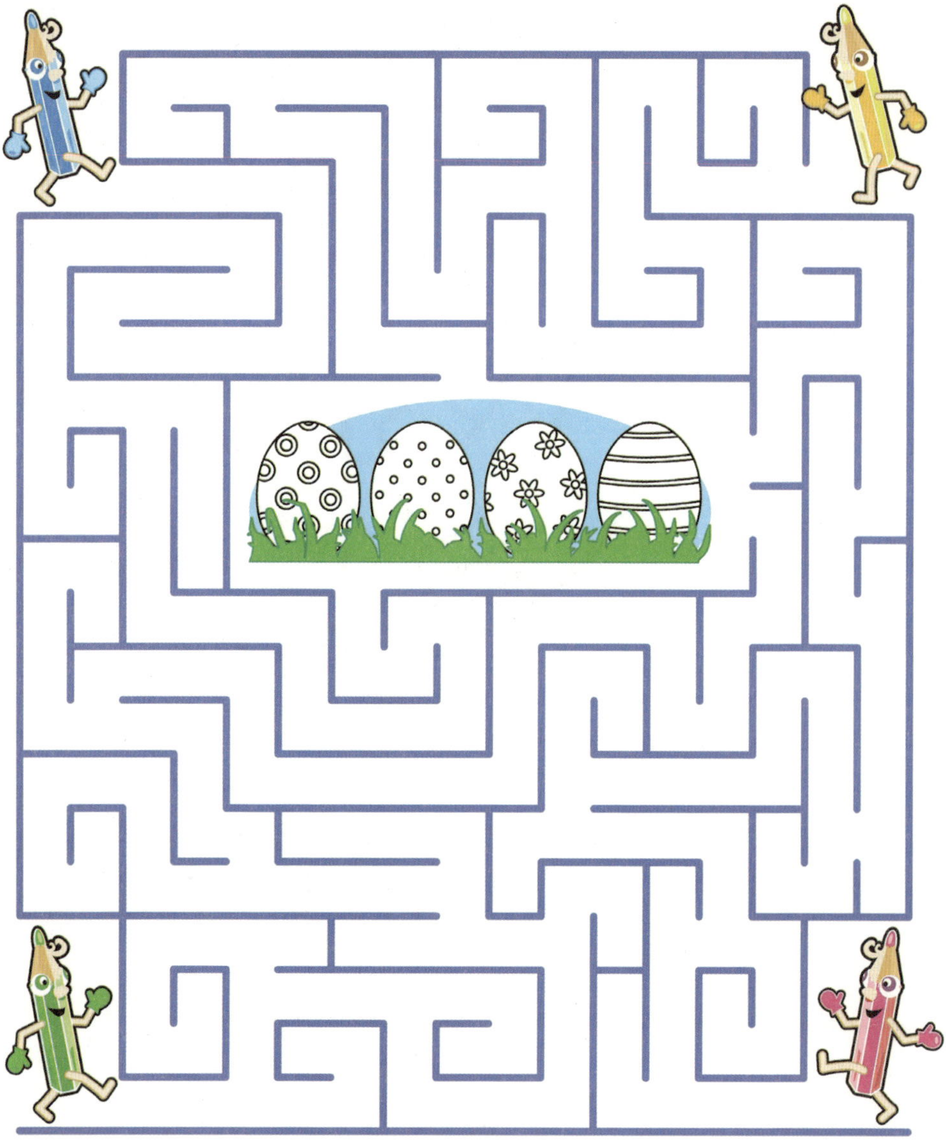

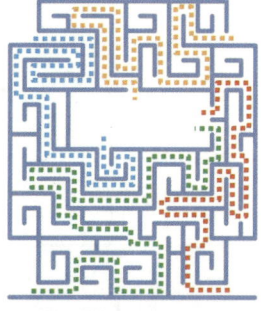

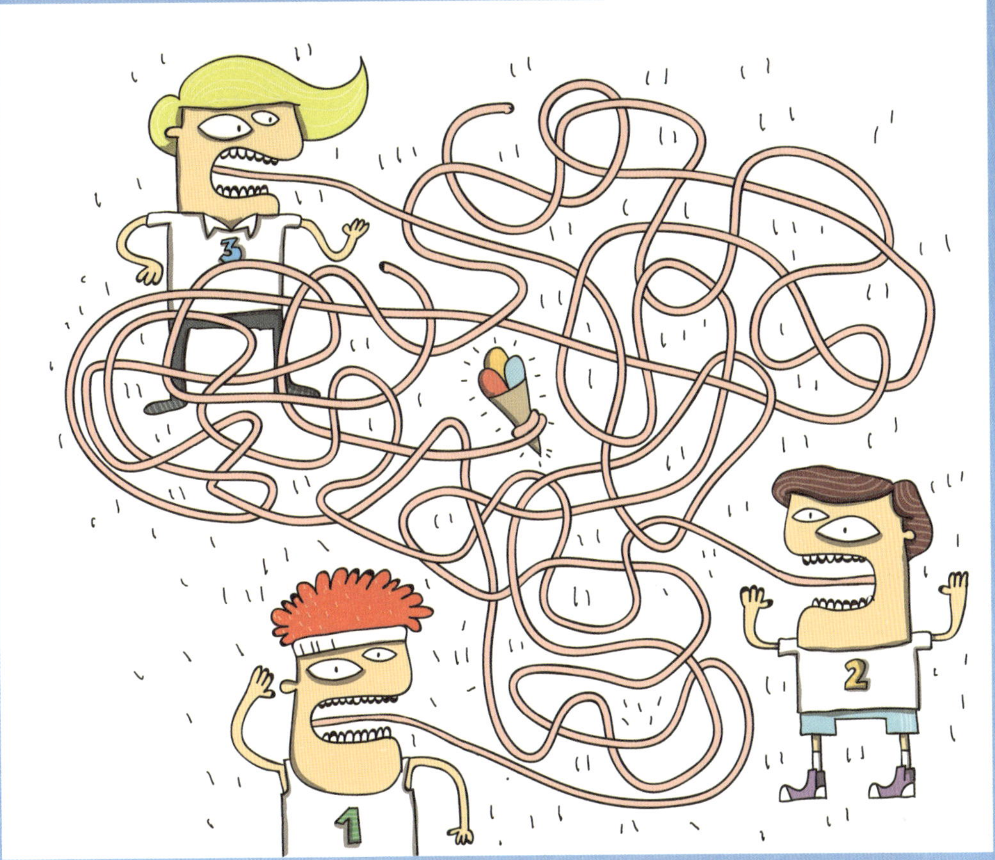

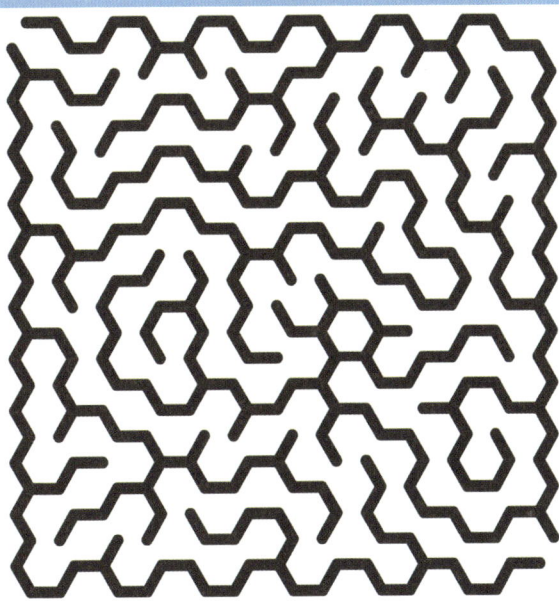
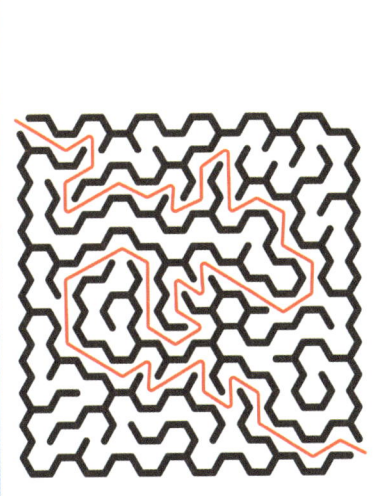

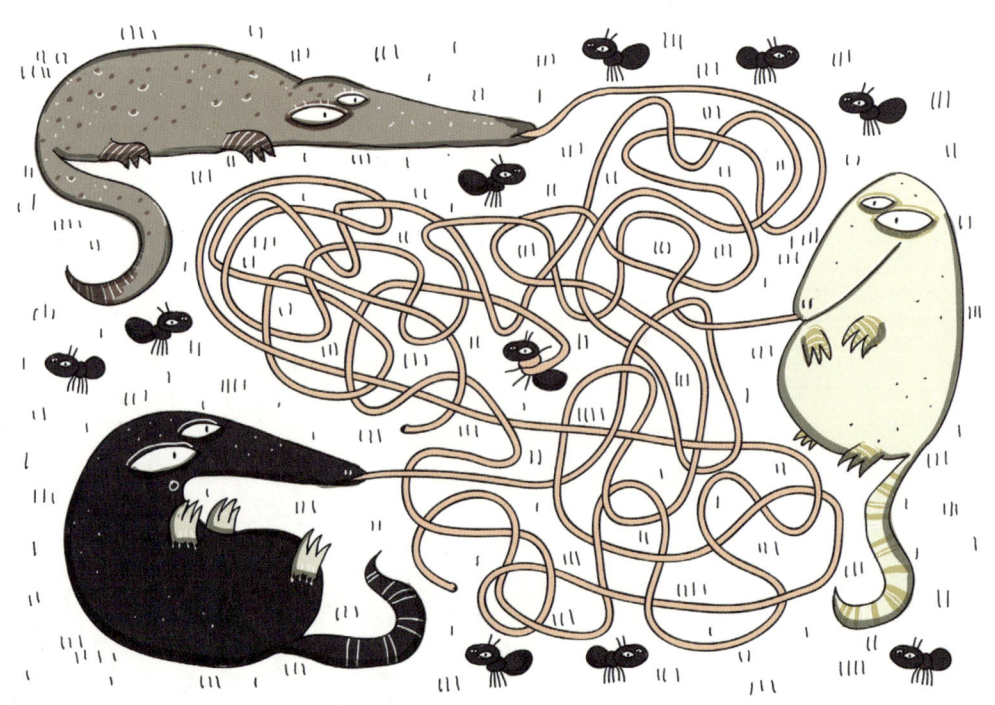

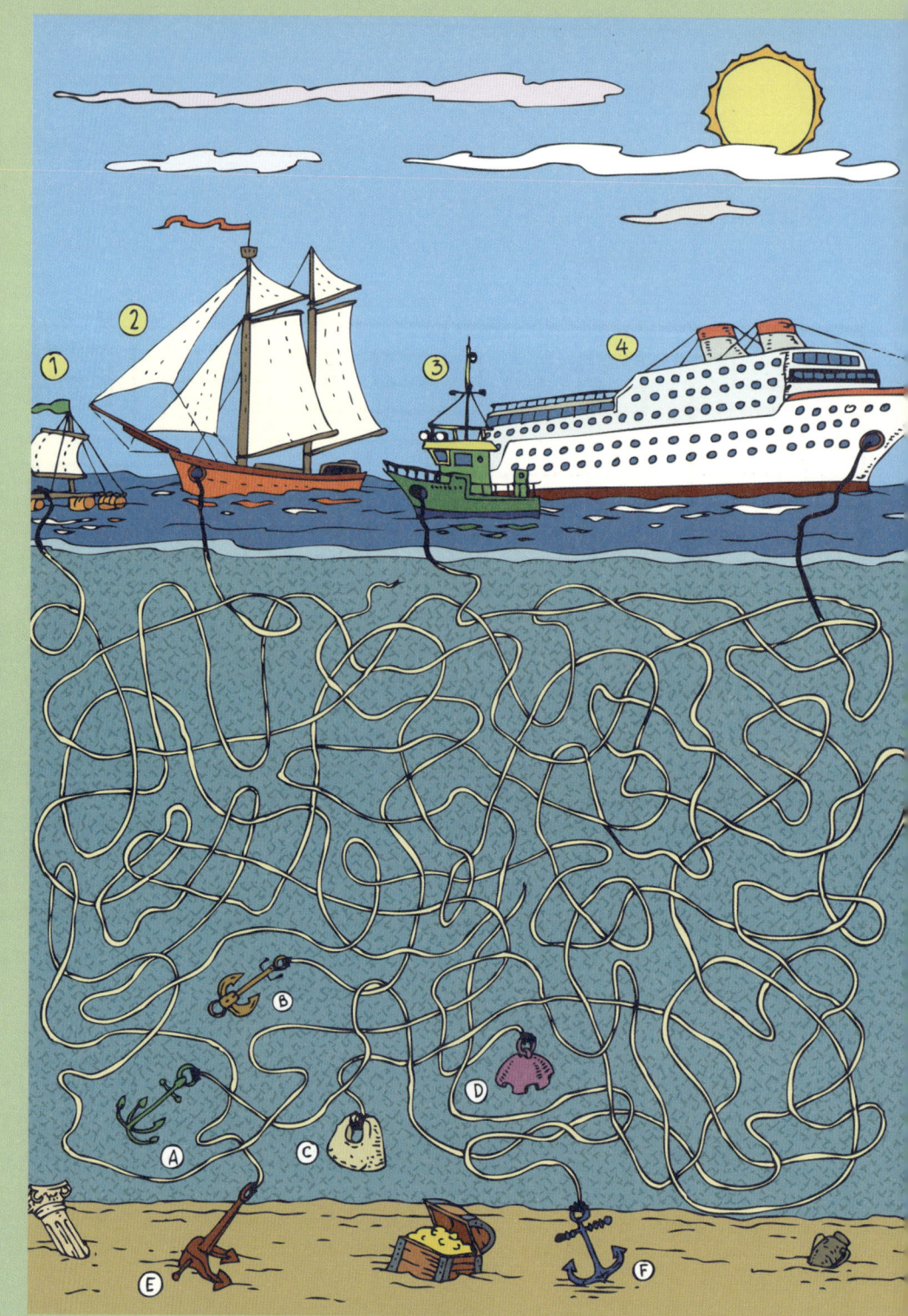

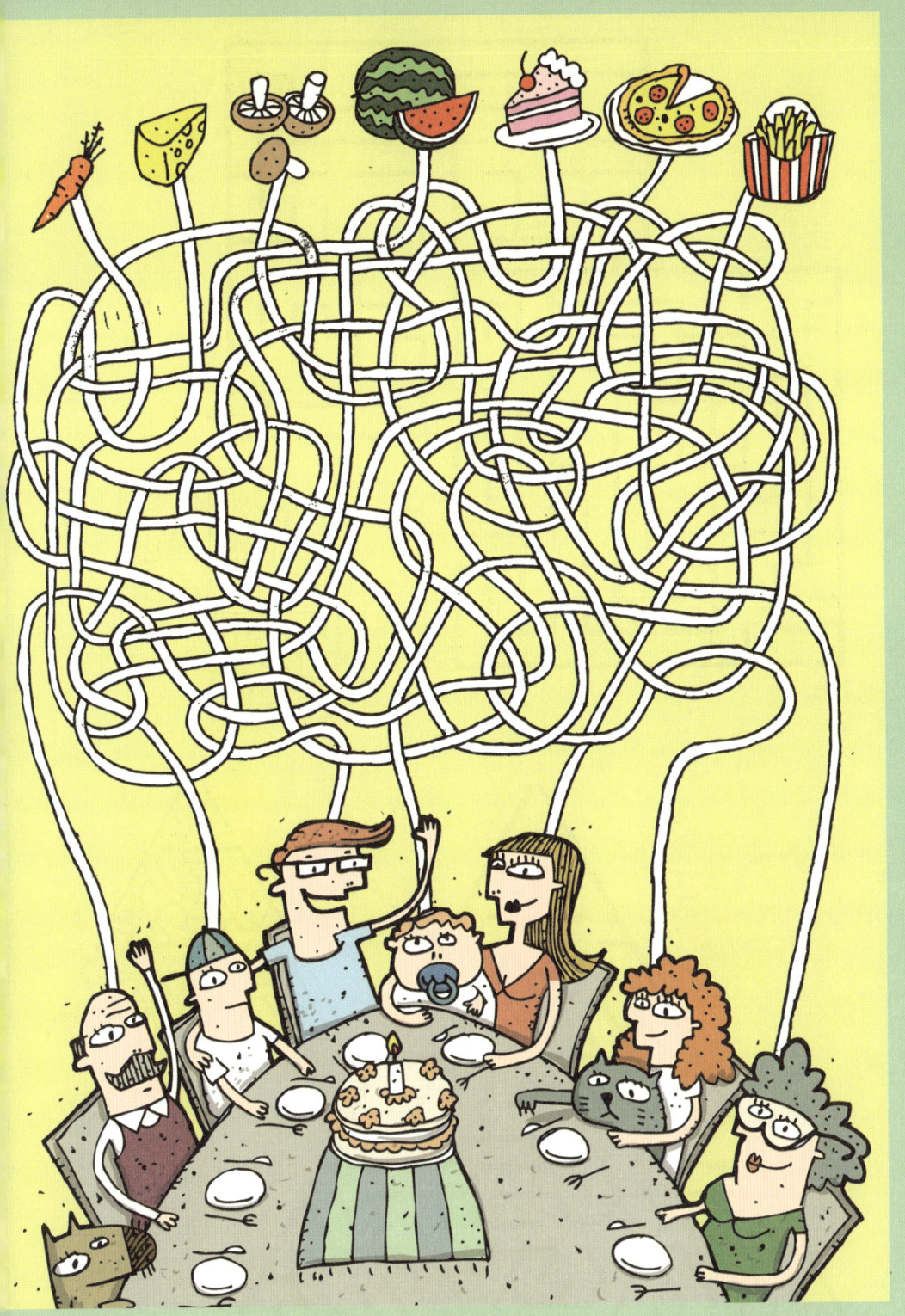

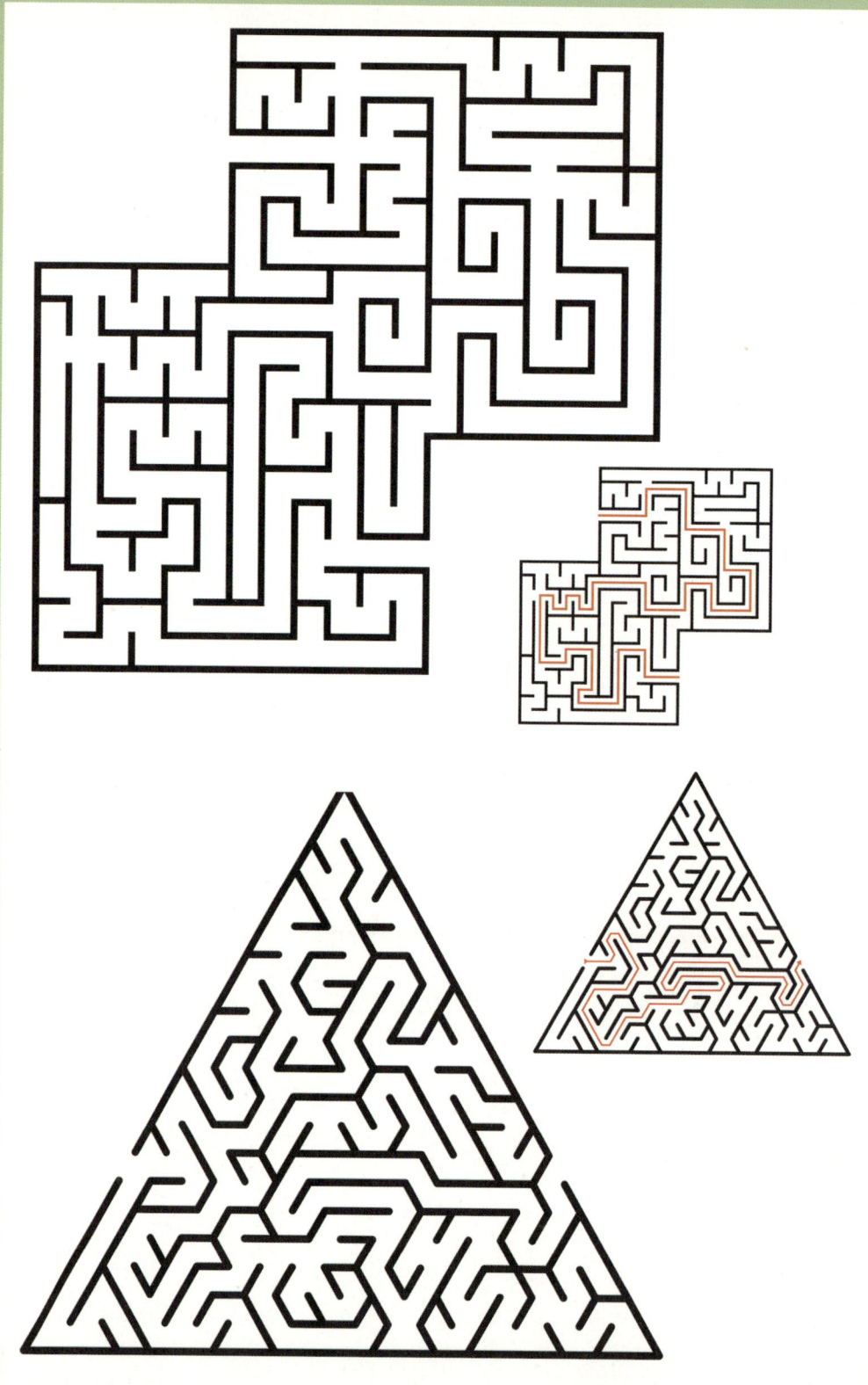

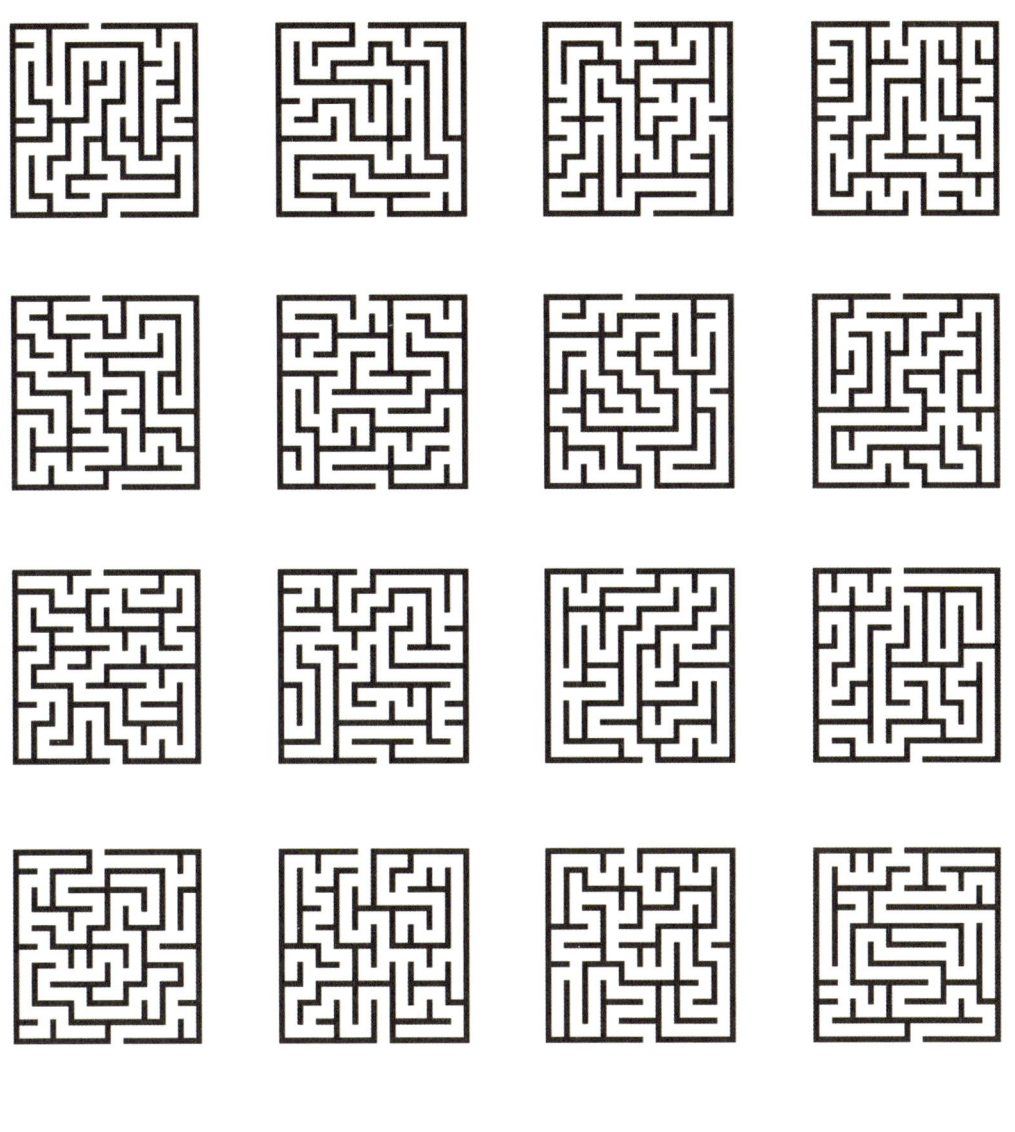

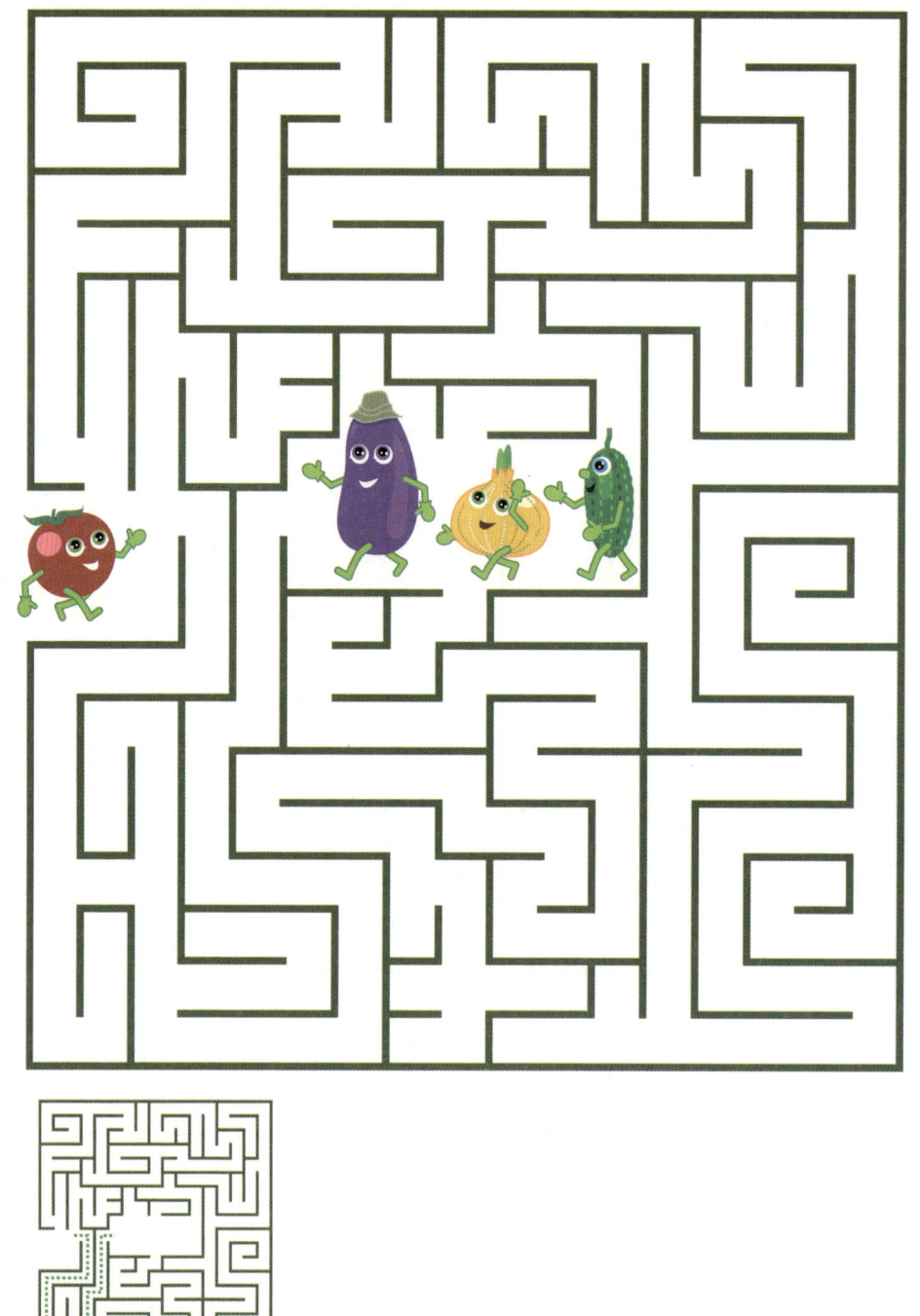

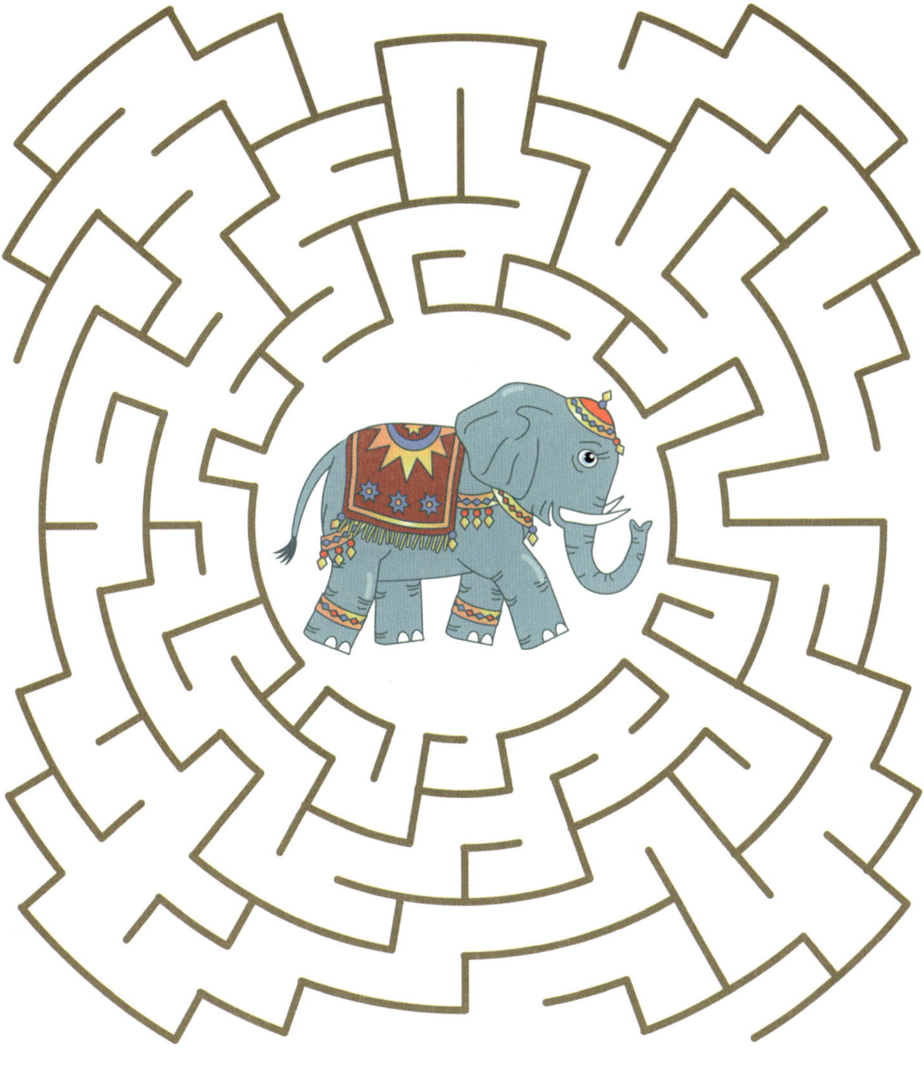

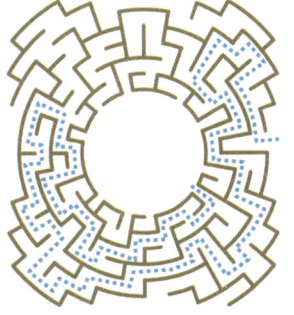

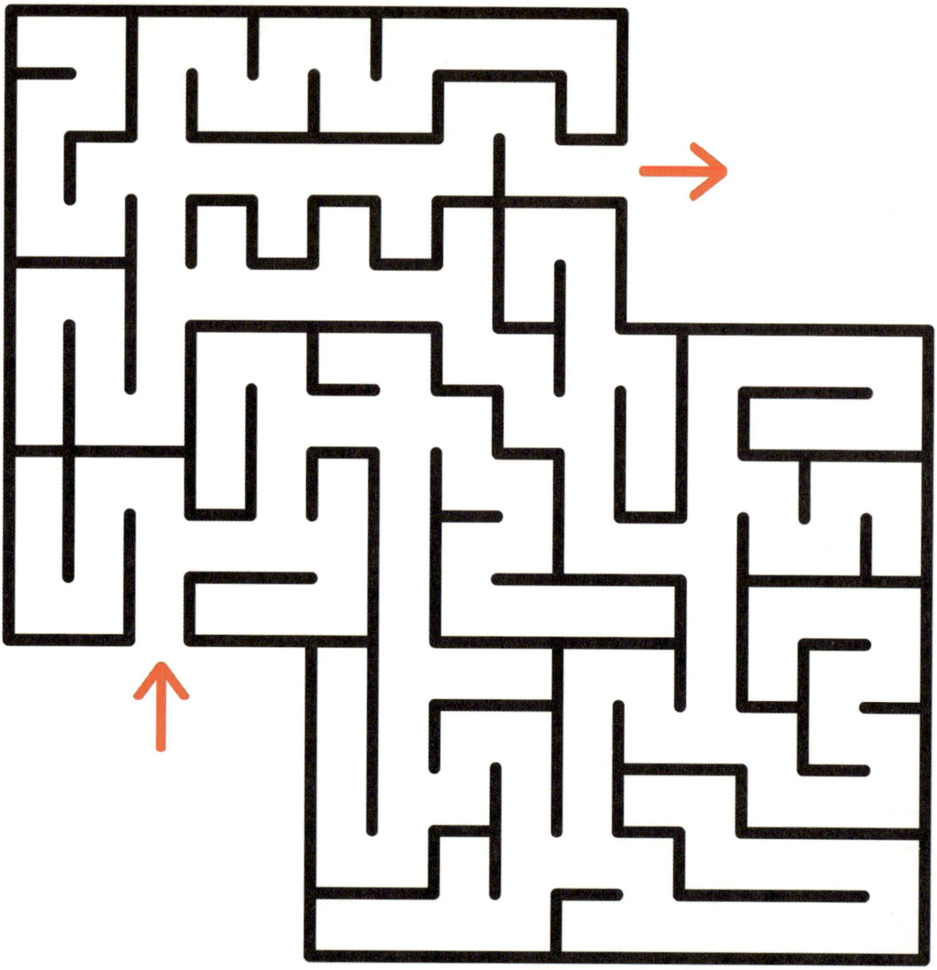

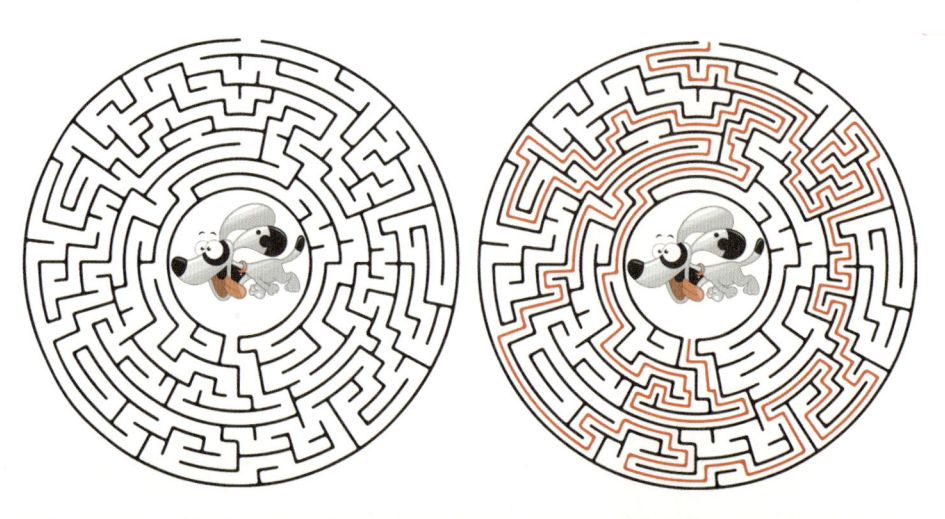

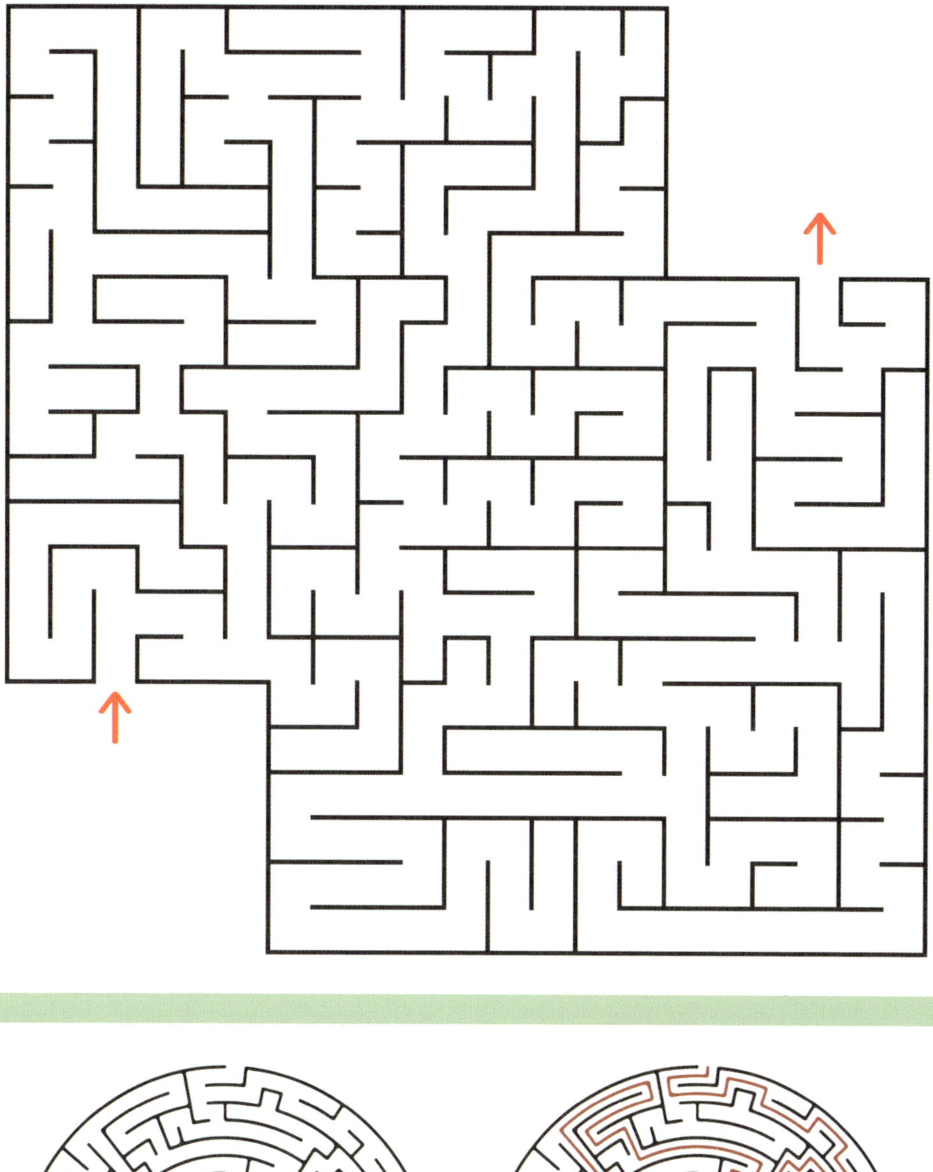

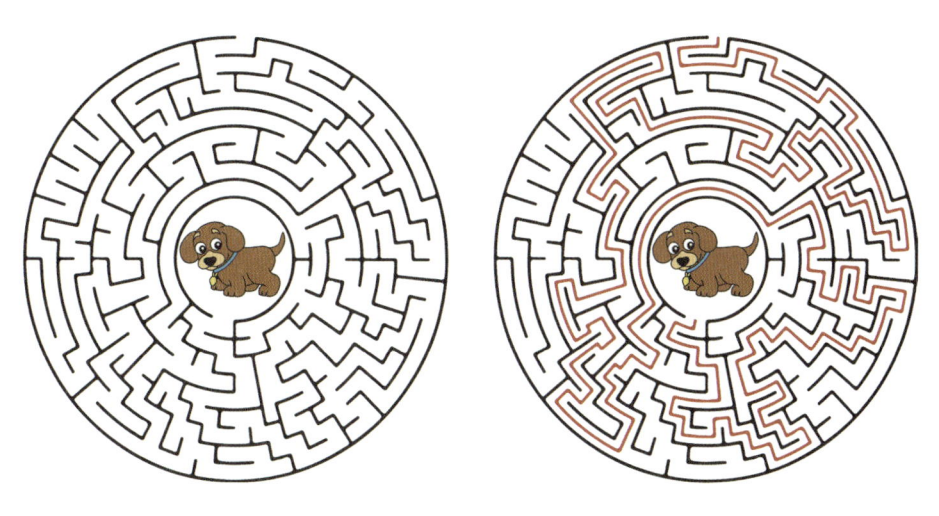

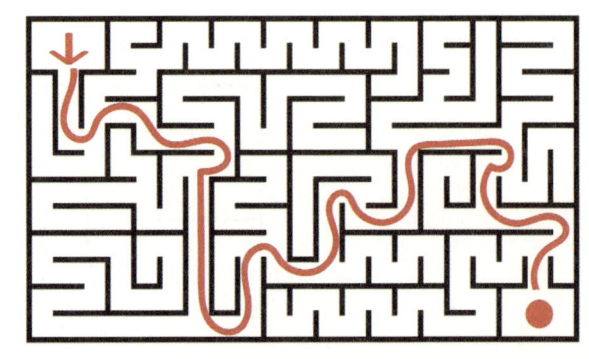
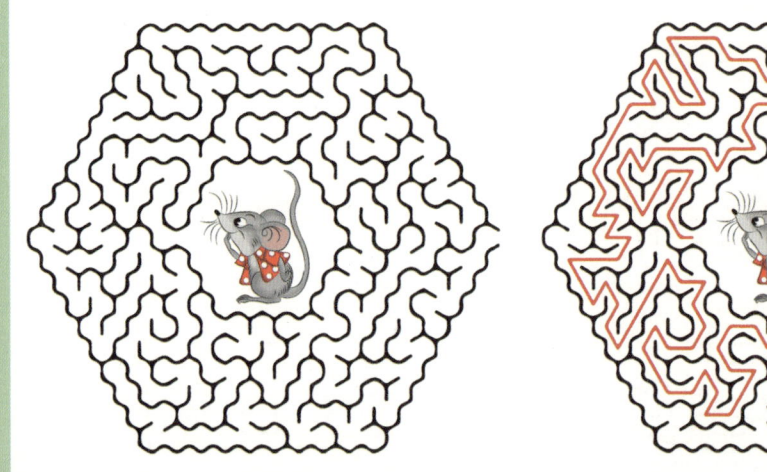
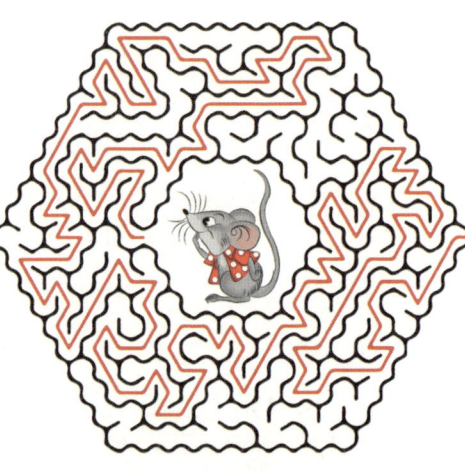

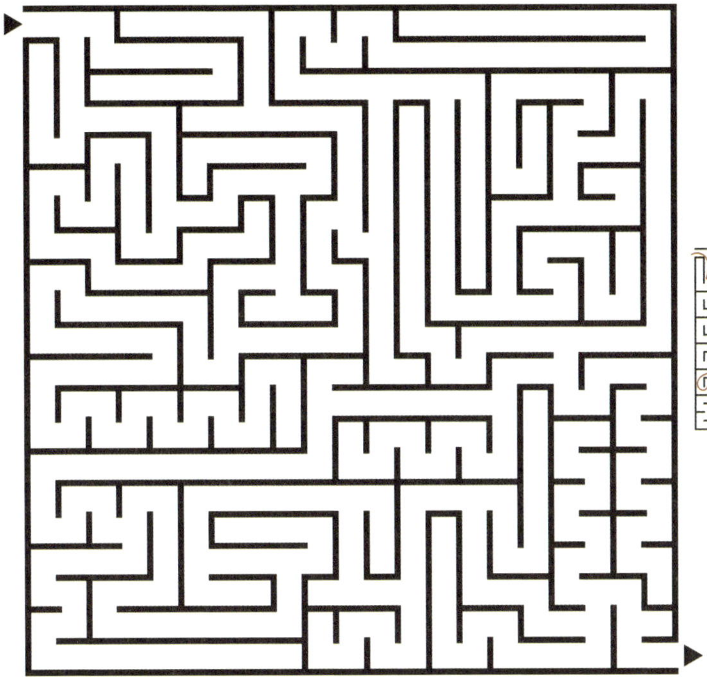

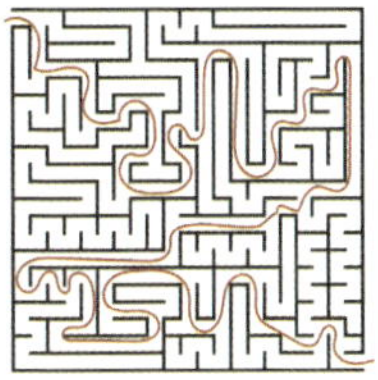

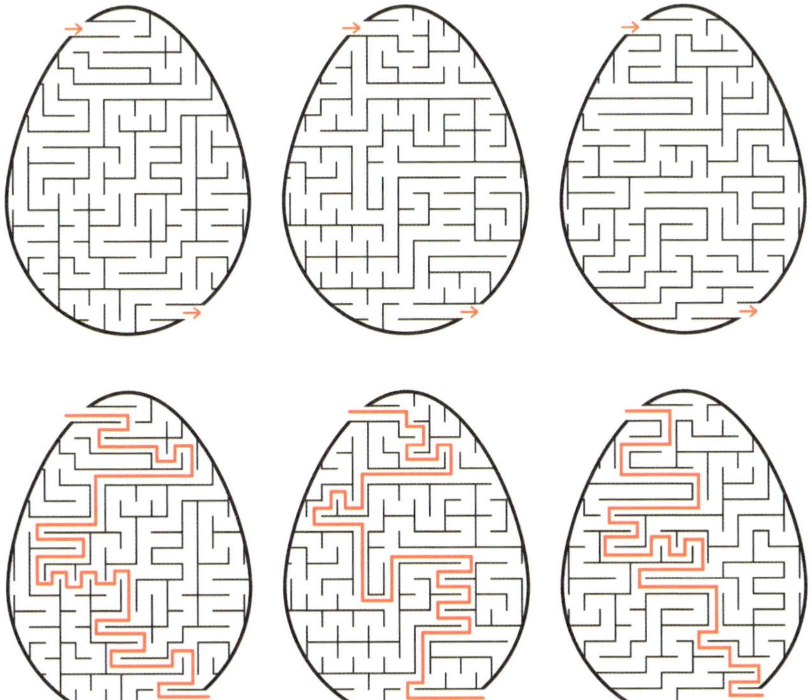

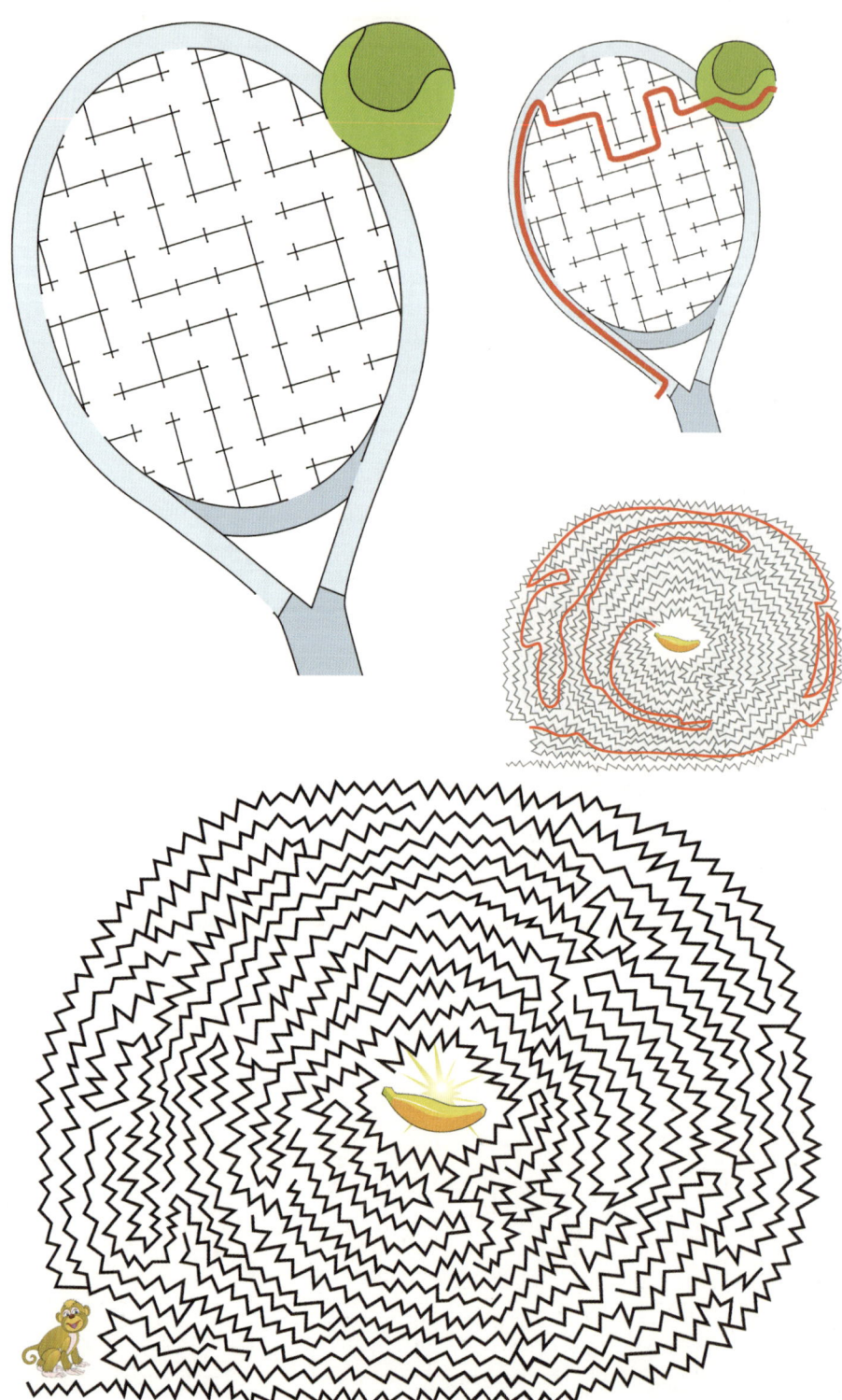

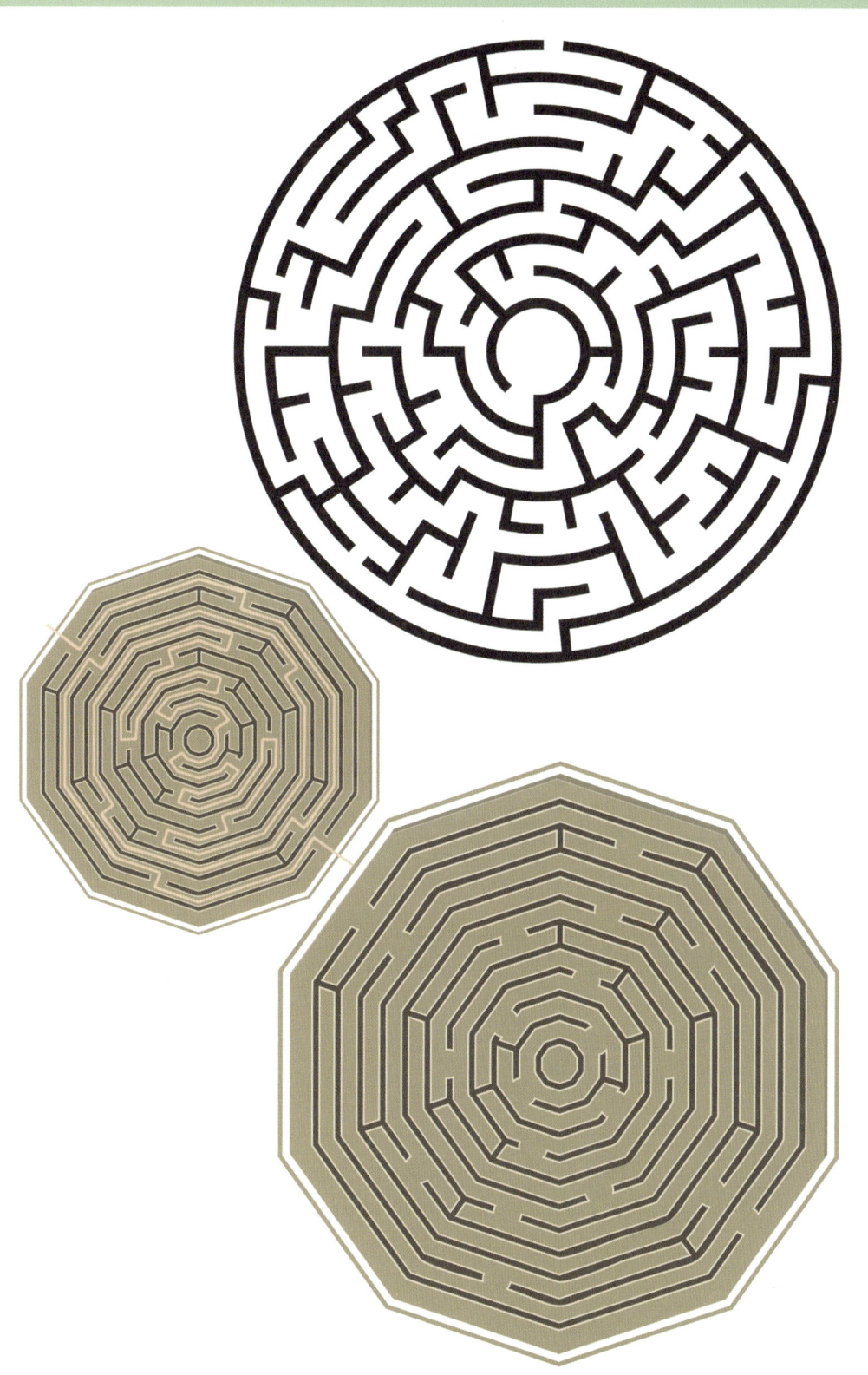

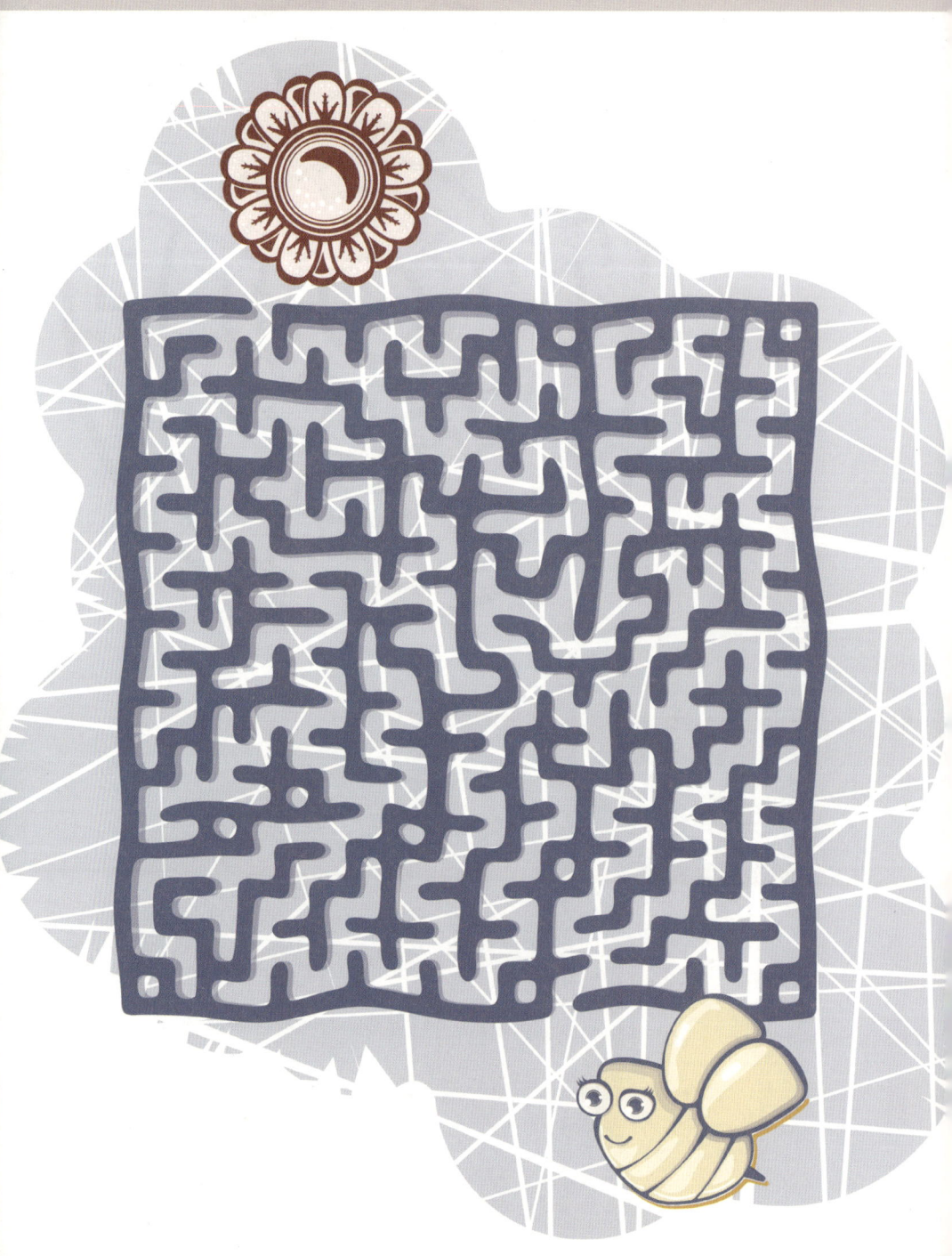

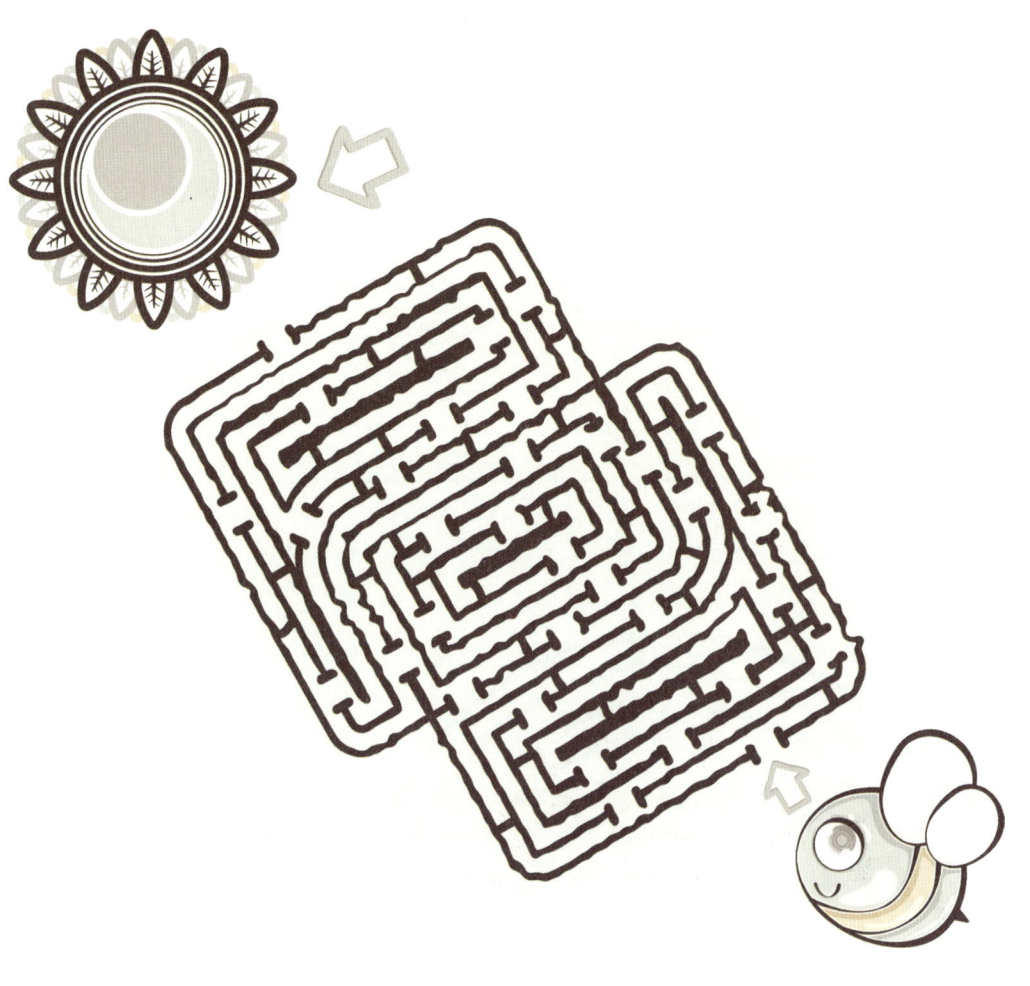

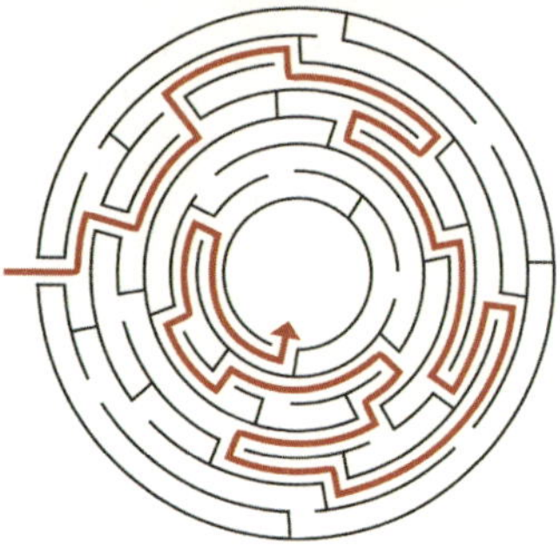

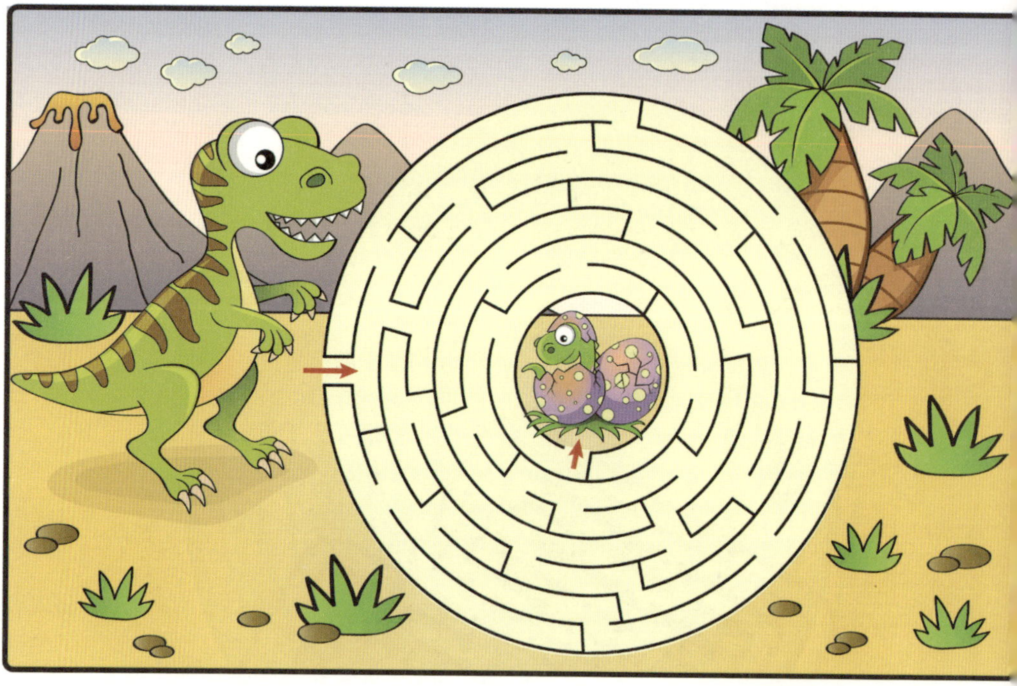

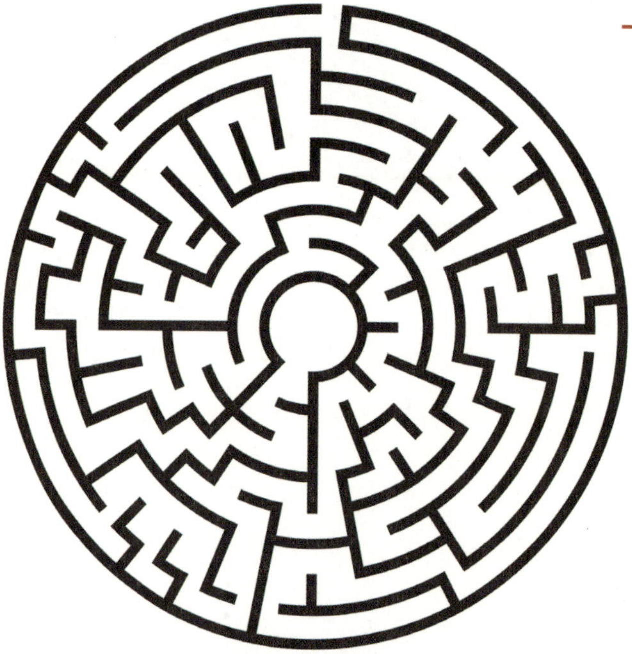

60

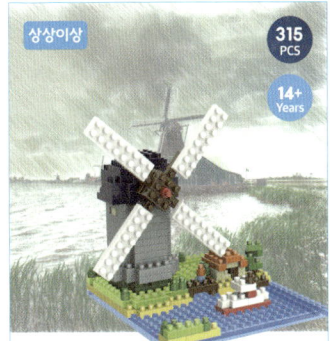

상상이상 315 PCS 14+ Years
미니블록 건축물 시리즈
네덜란드 풍차 Holland Windmill
DIY 창의력에 집중력을 더하는!
Mini Blocks 미니 블록
완성크기 : 8 x 8 x 8.9cm
(가로 x 세로 x 높이)

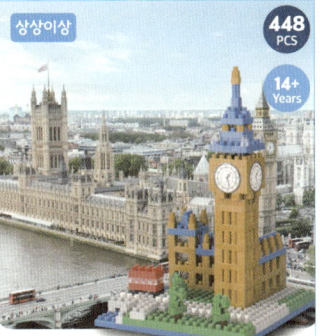

상상이상 448 PCS 14+ Years
미니블록 건축물 시리즈
빅벤 Big Ben
DIY 창의력에 집중력을 더하는!
Mini Blocks 미니 블록
완성크기 : 8 x 8 x 12.7cm
(가로 x 세로 x 높이)

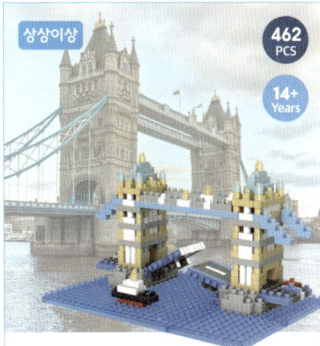

상상이상 462 PCS 14+ Years
미니블록 건축물 시리즈
타워브리지 Tower Bridge
DIY 창의력에 집중력을 더하는!
Mini Blocks 미니 블록
완성크기 : 12 x 12 x 7.4cm
(가로 x 세로 x 높이)

상상이상
미니블록
건축물
베스트

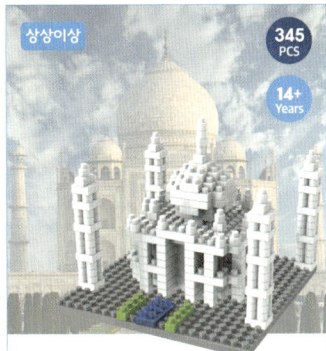

상상이상 345 PCS 14+ Years
미니블록 건축물 시리즈
타지마할 Taj Mahal
DIY 창의력에 집중력을 더하는!
Mini Blocks 미니 블록
완성크기 : 8 x 8 x 6.8cm
(가로 x 세로 x 높이)

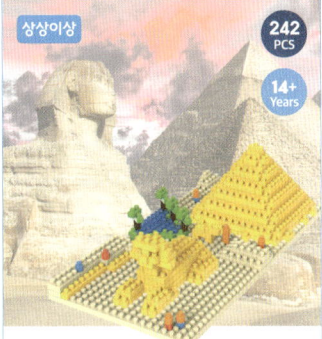

상상이상 242 PCS 14+ Years
미니블록 건축물 시리즈
피라미드 Egypt Pyramid
DIY 창의력에 집중력을 더하는!
Mini Blocks 미니 블록
완성크기 : 8 x 8 x 4.7cm
(가로 x 세로 x 높이)

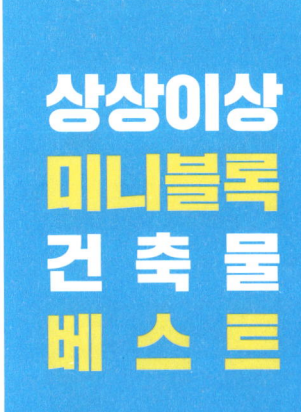

상상이상 424 PCS 14+ Years
미니블록 건축물 시리즈
오페라 하우스 Opera House
DIY 창의력에 집중력을 더하는!
Mini Blocks 미니 블록
완성크기 : 12 x 8 x 5.4cm
(가로 x 세로 x 높이)

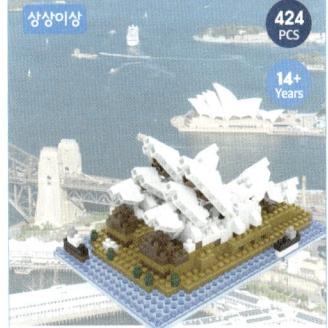

상상이상 193 PCS 14+ Years
미니블록 건축물 시리즈
에펠탑 Eiffel Tower
DIY 창의력에 집중력을 더하는!
Mini Blocks 미니 블록
완성크기 : 8 x 8 x 13.3cm
(가로 x 세로 x 높이)

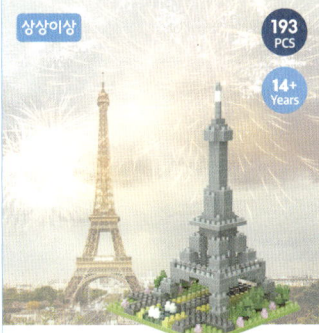

상상이상
미니블록 건축물 시리즈
에펠탑 Eiffel Tower

"에펠탑은 '사랑'한 파리의 파리로 모든 이의 마음 속에 있다. 이러한 찬란한 인간미, 한 장소의, 한 시대의 재능에 대한 경배이다."

1889년 프랑스 혁명 100주년을 기념해 개최된 파리 만국박람회를 구조물로 세워진 에펠탑이다. 격자 구조로 지어졌으며 높이 301m, 총 무게가 9,700t, 철구조물 있는 라벳이 무려 250만 개 정도 사용되었다고 한다. 이곳에 오르면 남동쪽으로는 상드 마르스 공원 너머로 앵발리드의 동과 푸라트노스 타워를, 북쪽으로는 센강 너머 너팔과 오페라 극장과 사크레 쾨르 성당을 멀리 바라볼 수 있다. 특히 저녁 무렵의 전망과 야경은 더할 나위 없이 멋지다. 1991년에 세계문화유산으로 등재되었다.

⚠ WARNING
CHOKING HAZARD-Small parts. Not for children under 3years.

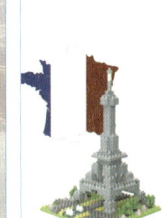

Item No. : B2001
상상이상
주소 : 경기도 고양시 일산동구 문봉동 120-3
전화 : 031-976-3686
팩스 : 0303-3441-3686

품질경영 및 공산품안전관리법에 의한 품질표시
품명 : 완구
모델명 : 미니블록
재질 : ABS
사용 연령 : 14세 이상
수입원 : 상상이상
제조국 : 중국
제조년월 : 2022년 8월

상상이상 미니 블록 동물 베스트

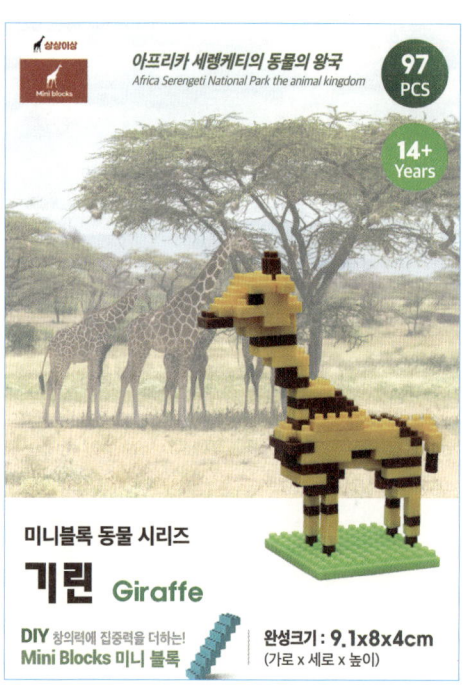

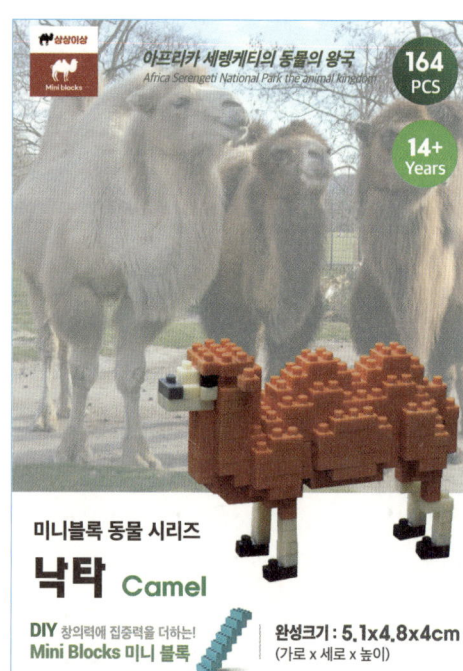

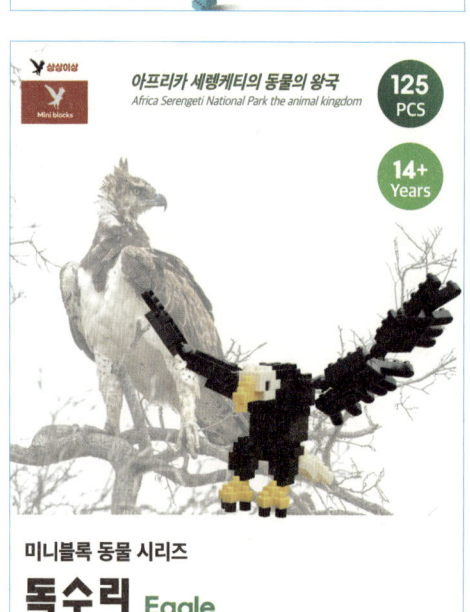

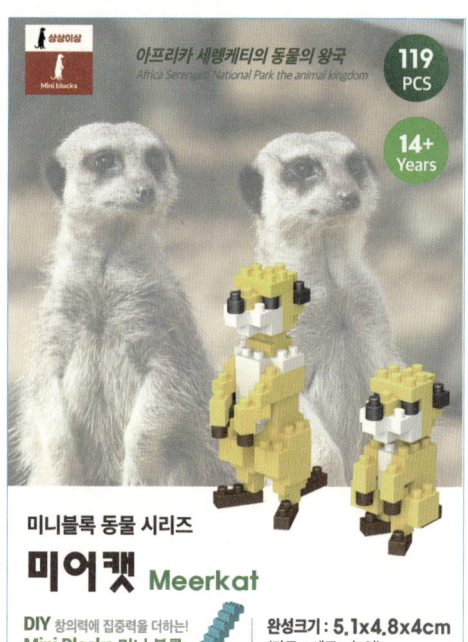

상상이상 미니 블록 동물 베스트

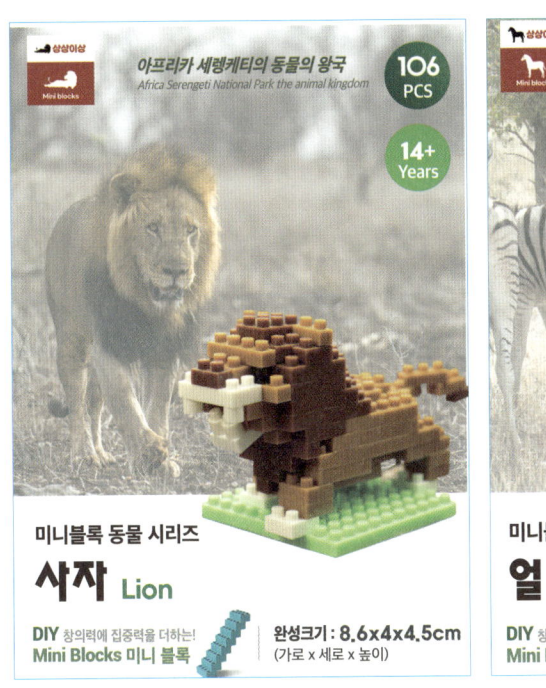

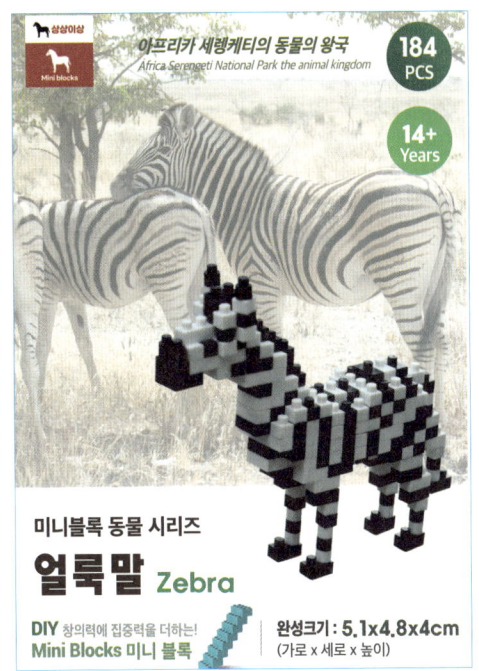

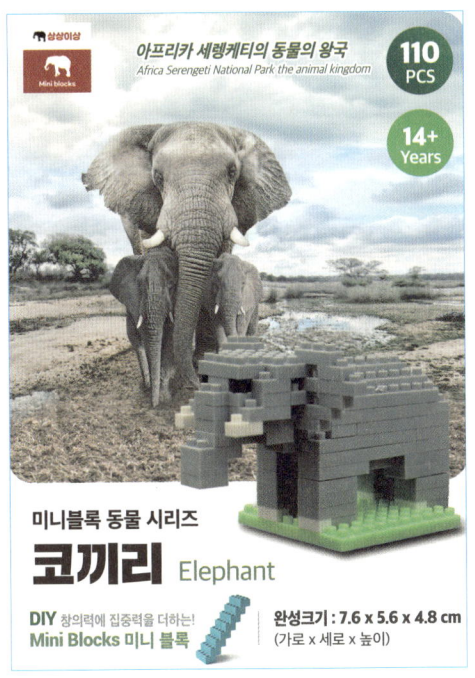

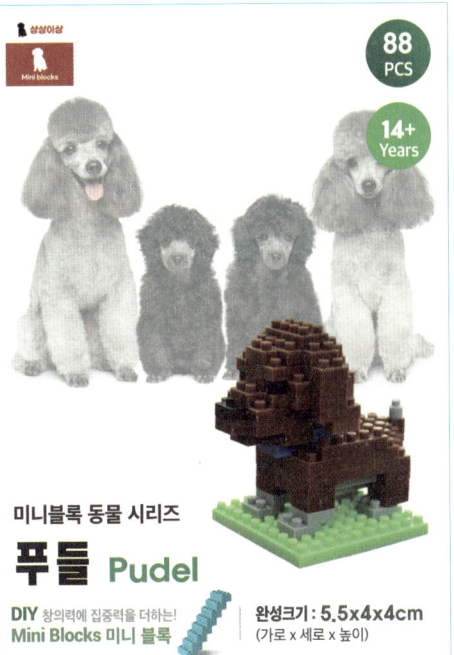

상상이상 치매 예방 시리즈 (전 5권)

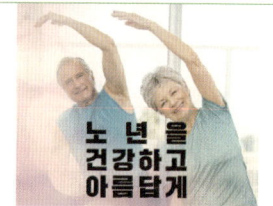
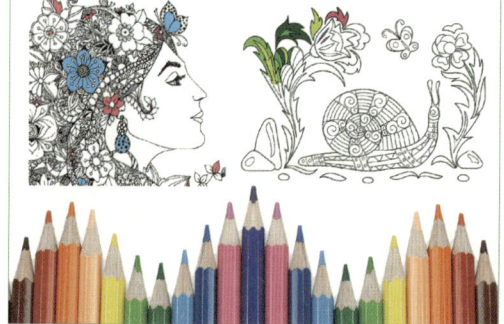
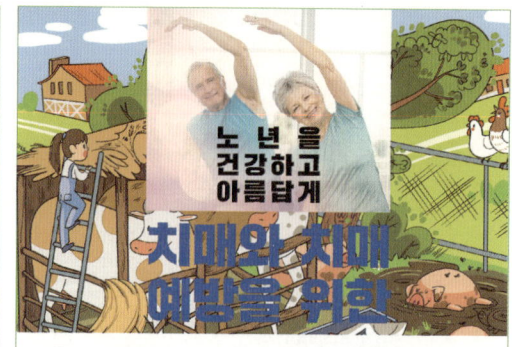
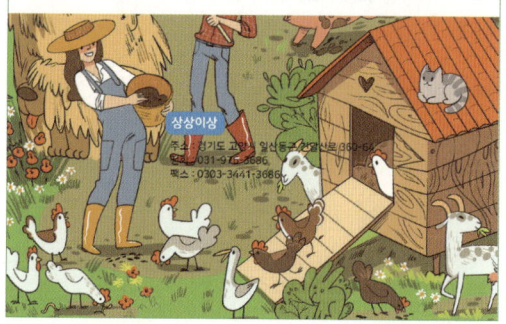
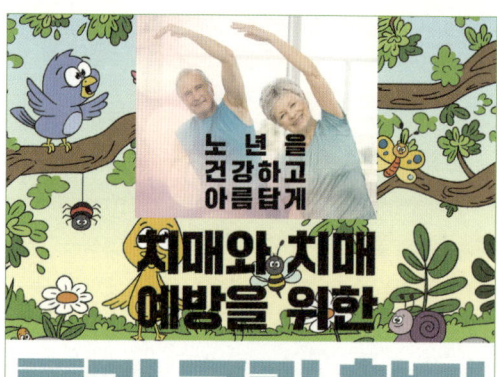
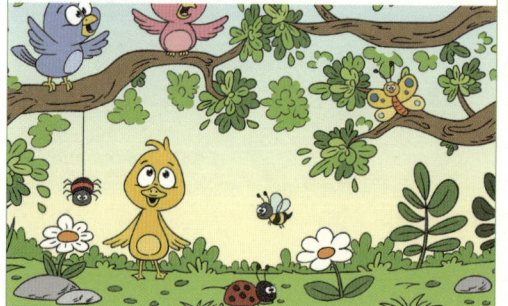
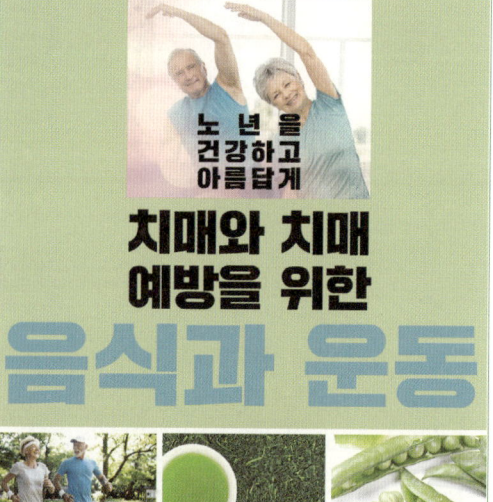
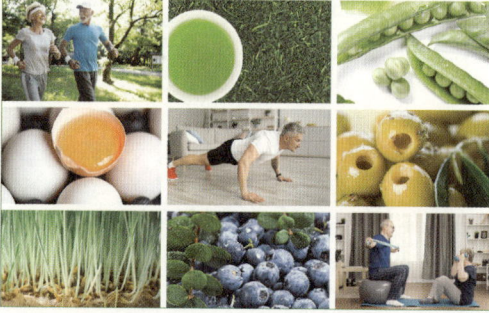